ホリスティックドクター監修

食物アレルギー　アトピー　予防接種
スキンケア　食の安全　病気と薬
心と自然治癒力

アレルギーっ子
ママが気づいた

親子のハッピーチョイス！

KISHI BENIKO
岸紅子

はじめに

赤ちゃんは、ただカワイイものだと思っていました。

おむつのCMに出て来るような、つるんとしたお尻に、プニプニスベスベのほっぺ、あどけない笑い声……。それが産前までの私の赤ちゃん像。

でも、現実は全然違って、全身から血みどろのべとべとがたくさん出て、食べたい物も食べさせられず、切なくて泣けてきて……。「子育てが楽しい」なんて、誰が言った⁉ と恨めしく思っていました。

「うちの子は、他の子と違う」。

その事実から目を背けたくて、「何で私だけこんな目に?」と嘆く日々。でも、そのドン底を救ってくれたのは、ホリスティックな価値観でした。


私はセルフケアを啓発するNPO団体「日本ホリスティックビューティ協会」を2006年に設立、2010年からホリスティックビューティ検定を実施しています。また、この本にはホリスティックドクターと呼ばれる医師も多く登場しますが、そもそもホリスティックとは何かをご存じない方もいらっしゃると思うので、本編に入る前にエッセンスをかいつまんでお伝えしますね。

ホリスティックは、HOLISTICと書き、直訳すれば「全体的な・包括的な」という意味です。その語源は古く、古代ギリシャ語で「全体性」を意味する「HOLOS」からきたと言われています。

「HOLOS」は、驚いたことに英語の「HEAL（癒す）」「HEALTH（健康）」などの語源でもあります。昔の人は感覚的に健康や治癒は全体性を抜きにしては語れないことを知っていたのでしょう。

ホリスティック医学は、心、体、魂といった人間まるごとの全体性を見る医療です。娘のアトピーやアレルギーに悩んでいたとき、私の視点はグチュグチュの皮膚、除去食を続ける辛さにのみ、フォーカスしていました。でも、ホリスティックのドクターたちは、症状だけを見て対処しようとはしません。

子供の性格や体質やエネルギー、家族関係や食生活やライフスタイルまで診て、極力「全体のつながり」を把握しようとします。

症状という「部分」にとらわれず、その子まるごとを見る。違う角度や多様な角度から症状を見る。症状の背景を見る。見えない体を見る。そんな視野を与えてくれるのです。

実際、何が治癒のスイッチを押すかはわかりません。それは薬かもしれないし、カウンセリングやセラピーかもしれないし、ママの手料理かもしれないし、パパの言葉かもしれません。ホリスティックドクターたちは、そこに善し悪しも正誤も無く「治ればいい」と思っているはずです。

だから、医学的知識だけでなく、**カウンセリング技術から自然療法から催眠療法から、人によってはエネルギー療法や遠隔治療まで実践され、根底には人間愛や自然治癒力（自ら治ろうとする力）への信頼があります。**

ホリスティック医療では、治療は患者が決めます。もちろん、医師はデータも取るしアドバイスや治療の選択肢も示しますが、決めるのは患者。治すのも患者の自然治癒力というスタンスです。

「何でもお任せ」の医療ではありません。医者も患者も主従ではなく人間同士として尊厳のある付き合い方をし、医者は問題を解決していくために専門家として共に考え寄り添う、という立場をとります。なぜなら、患者が自立することこそゴールだからです。それは、どこか親子の在り方にも似ています。

また、**症状＝悪とは考えません。**熱や発疹や鼻水が出たりするのは、人が自然治癒力を発動するときの必然的な反応なので、必ずしも悪いことではなく、むしろ戦う力がある証拠とも言えます。自力で戦えそうならば適正な対処をして見守る。ＱＯＬ（生活の質）があまりに下がるようなら対症療法的な介入をする。親も、見極める力を養う必要があります。

同じように、**病気＝不幸ではありません。**西洋医学で病名や障害と言われる体や心を抱えていても、幸せを感じることはできます。

幸せは、それぞれが感じるものであって、何か一律の規格があるわけではないからです。**病気でも幸せにはなれます。**

そういった**ホリスティックな価値観によって、私は娘のアトピーやアレルギーをまるごと受け止めて愛する、という無上の幸せを知ることができました。**

心と体がつながっていること、命と命がつながっていること、私たち自体が奇跡のような存在であること、地球にはたくさんの愛が循環していること、毎日がスペシャルだということを心から実感できるようになり、今では、そんなことを気づかせてくれた**娘のアレルギーはギフト**なのかもしれない、とさえ感じています。

本書には、私がそんな考えに至った経緯や、実際にしてきたホームケア、そして、ホリスティックドクターたちの医学的見解を合わせて載せています。こんなに贅沢な内容になるとは！　と、我ながら驚きですが、ほとんどがお世話になったドクターの力によるものです。

先立って、NPO法人日本ホリスティックビューティ協会では、ホリスティックドクター監修の「ホリスティック育児マスター養成講座」を開催しました。医療系の内容なのに、毎回涙する人が続出するという異例の講座で、シリーズ完結後の懇親会では、もはや同志か親友のような仲間の絆と、ドクターとの信頼関係が生まれていました。

本書には、**子供が自らの人生を力強く歩いていくために、必要なエッセンスがたくさん盛り込まれています。ただ、それと同時に、いや、それ以前に、親が人生を力強く歩む必要がある、と私はホリスティック育児を通じて強く感じています。**

自分を知り、自分を愛し、オリジナルな人生を楽しむ連鎖は、私たち大人からスタートするのです。これは、子供がいるいないに限りません。次世代の地球人をハッピーにするのは、私たち大人です。

彼らの未来が明るいものであるように、100年後も地球人を楽しめるように、バトンを渡す役として、**大人たちがご機嫌に**暮らしましょう。

困ったときには、私たちホリスティック育児マスターと、ホリスティックドクターたちがいます。

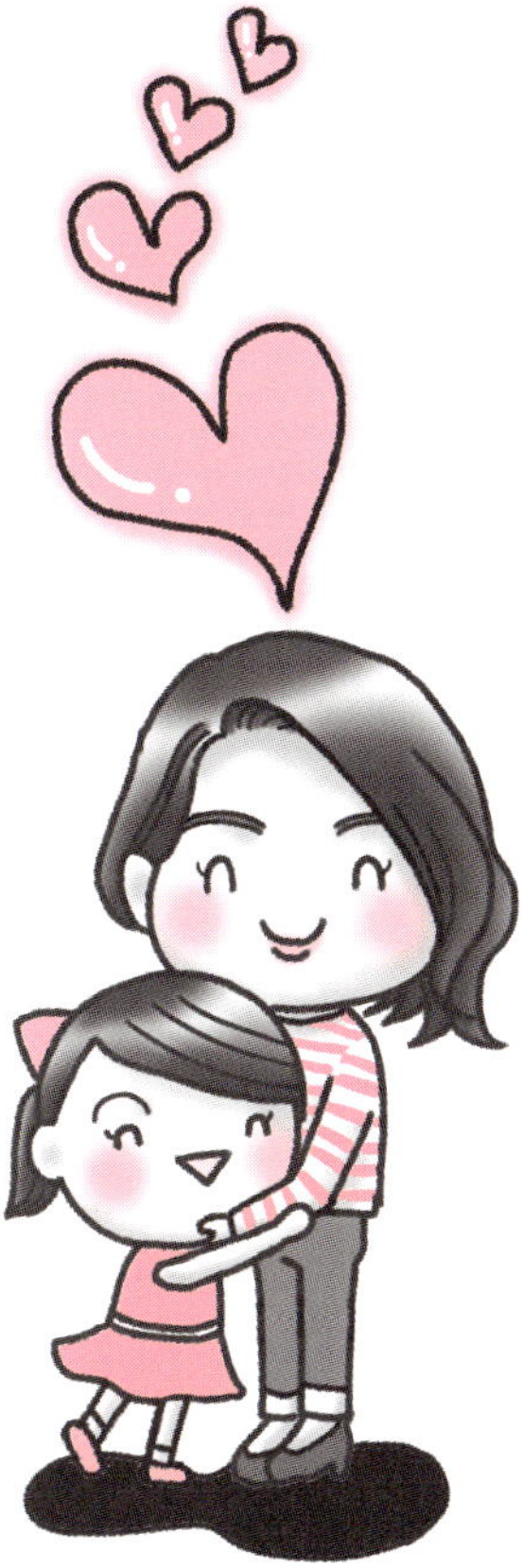

CONTENTS

はじめに 002

プロローグ 012

過労から「一生続くストレス性喘息」を発症／結婚と同時に「子宮内膜症による不妊の可能性」が判明／ホルモン注射に手術……満身創痍の2年間／切迫早産で寝たきり生活、社員も皆去っていき…／人生の方向転換と同時に、前途多難のママ生活に……

CHAPTER 1

第1章 アレルギーのこと

担当ドクター 川嶋朗先生 021

◎自分の体験から学んだこと 022

乳児湿疹をきっかけに気付いた「食物アレルギー」／親子ともに「完全除去食」を強いられる毎日に……／思わぬアクシデントで3回の緊急搬送！／「食べ慣れ」で大豆・小麦アレルギーは克服！／アレルギーは体が恵んでくれた「才能」

◎ホリスティックドクターからのアドバイス 036

「免疫」って、そもそも何ですか？／どうしてアレルギーが起こるの？ 種類はどれくらいあるの？／食物アレルギーの原因とそのメカニズムとは？／アレルギー体質になりやすい要因とは？／アレルギーを予防するにはどうすればいいの？ そのための免疫機能を整える方法は？

◎我が家のナチュラルケア 050

CHAPTER 2

第2章 食の安全のこと

担当ドクター 井上宏一先生 051

◎自分の体験から学んだこと 052
アレルゲンじゃないのに体が拒否反応!?／完全オーガニックは難しいから、まずは妥協点を見つける／食べたものの行く末は「腸」にかかっている／腸内細菌の「多様性」を育もう／体は食べ物と一体化し、日々生まれ変わる
◎ホリスティックドクターからのアドバイス 064
食べ物はどんな流れで消化・吸収されるの?／「リーキーガット症候群」のせいで、有害物質が体に取り込まれやすくなるって本当?／腸を健康にするには、どうしたらいいの?／有害物質について、もっと詳しく教えて!／離乳食で気を付けたいポイントを教えて
◎我が家のナチュラルケア 074

CHAPTER 3

第3章 スキンケアのこと

担当ドクター 間山真美子先生

077
◎自分の体験から学んだこと 078
「全身性びらん」で、包帯ぐるぐる巻きの娘／ステロイドを塗り、体に「正しい排出口」を認識させる作戦に!／今ではみちがえるような美肌に
◎ホリスティックドクターからのアドバイス 086
「アトピー性皮膚炎」って何ですか? どうして発症するんですか?／アトピー性皮膚炎を防ぎ、健やか肌に導くスキンケア方法は?／「かゆみ」や「紫外線」を防ぐ正しい方法は?／「自前のステロイドホルモン」を分泌し、元気な肌と体を手に入れるコツは?／子供の心と脳を育む「タッチケア」って?
◎我が家のナチュラルケア 100

CHAPTER 4

第4章 予防接種のこと

担当ドクター 井上宏一先生 101

◎自分の体験から学んだこと 102

予防接種で、毎回のように「副反応」が……／インフルエンザワクチンって、本当に意味があるの⁉／学んで知った、ワクチンの効果の裏に潜むもの／「わが子に必要」と判断した予防接種だけを打つ方針に／正解はないし、接種しないなら「日頃の生活習慣」が重要

◎ホリスティックドクターからのアドバイス 112

ワクチンって、そもそも何ですか？ どういう理由で必要なんですか？／ワクチンの原材料って何？／アレルギーっ子の注意点は？／予防接種の「副反応」にはどんなものがあるの？／予防接種を打つのは親として義務ですか？／打つリスクor打たないリスク、どう判断したらいい？／すべての予防接種を打ったほうがいい？

◎我が家のナチュラルケア 124

CHAPTER 5

第5章 病気のこと

担当ドクター 井上宏一先生 125

◎自分の体験から学んだこと 126

抗生剤を飲むと、娘のおなかに異変が……／リスクを楽観視できない抗生剤／症状が出るのは、ありがたいことなのかも？／どうする⁉ 私の「百日咳」で娘を病院に連れていけない！／もっと「自然治癒力」を活かし、獲得免疫も強化していこう／食欲がなければ、無理に食べなくてもいい／優しい民間療法などで、自然治癒力を引き出す

◎ホリスティックドクターからのアドバイス 136

熱が出たときは、どう対応したらいいの？／風邪について知っておくべき基本的な知識と対処法は？

／鼻水が出ているときは、どう対処したらいい？／せきが出ているときは、どう対処すればいいの？

／下痢・嘔吐は、どう対処したらいい？／単なる風邪か緊急事態か……病院を受診すべきケースとは？
◎我が家のナチュラルケア 148

CHAPTER 6

第6章 心と自然治癒力のこと

担当ドクター 原田美佳子先生 149

◎自分の体験から学んだこと 150
自責の念と育児疲れで、心も体もついに限界に……／夫婦の危機から「家族のあり方」を見直すように
／皮膚トラブルの原因は「心」にもあったのかも／皮膚は「心の境界線」／幸せな人生は、自分を知って肯定することから
◎ホリスティックドクターからのアドバイス 160
「統合医療」「ホリスティック医療」これって何ですか？／家族は「潜在意識」でつながっているって本当？／子供の精神的発達と、親の向き合い方を教えて！／「アダルトチルドレン」にしないために、親が注意すべきことは？／自己肯定感を育むためにはどんなことをすればいいの？
◎我が家のナチュラルケア 170

エピローグ 172
ホリスティックな価値観は困難を力に変えるヒントをくれた

プロローグ

過労から「一生続くストレス性喘息」を発症

大学時代から美容ライターや雑誌の読者モデルのアルバイトをしていた私は、大学卒業後23歳で、美容専門のマーケティング会社を起業しました。

雑誌などでのアルバイト経験や、インターネット黎明期という時流も味方し、事業はトントン拍子に軌道に乗りました。

しかしその忙しさといったら、半端ではありませんでした！　化粧品のプロデュースなどを行ないつつ、引き続きメディアにも携わり、美容雑誌『ＭＡＱＵＩＡ』（集英社）の立ち上げに加わって、同誌のモデルとして表紙まで飾り、たくさんの美容雑誌で連載を何本も抱え……。

経営者、モデル、ライターと何足もわらじを履いて、昼も夜も関係ない生活。睡眠はろくに取れず、食事も満足にできず、コンビニ弁当が日常茶飯事でした。

実は大学時代に「ホリスティックケア」については、かなり学んでいました。当時、祖父母がガンを患い、手術や薬しか選択肢のない西洋医学に限界を感じ、ホリスティックの本を読んだりしたのです。

そして**「自然治癒力」を高めるホリスティック医療**に感銘を受け、アルバイトで貯めたお金で欧米の国々に行き、イギリスではアロマテラピーなどを学び、アメリカではリフレクソロジーの研修を受け、資格まで取得しました。

なのに、その学びはいったいどこへやら。美容業界で重宝してもらえることに、今思えば有頂天になっていたのでしょう。ホリスティックの教えをすっかり忘れ、無謀な生活を顧みることもなく……。ましてや妊娠・出産について考えることなんてあるわけがなく、「そのうち産むだろう」くらいの認識でした。

ところが30歳を前にして、発作のような「せき」が止まらなくなったのです。

「ストレス性の喘息です」――そう医師から告げられました。

幼少期に発症した喘息は、成長とともに治ることが多いのですが、成人後に発症した喘息は完治が難しいと言われています。

「これは〝一生〟続く病気なので、ステロイドの吸入剤を朝晩吸って、常に肌身離さず携帯してください」「でないと命の危険もあります」と言われたのです。

最初は弱めのステロイドを使っていましたが、だんだん強いものでないと効かなくなっていきました。強いステロイドは、心臓に負担をかけるので動悸がし、手が震えてまともに字が書けないことも……。発作がひどいときは、病院でステロイドの点滴を打つこともありました。

喘息と戦いながらも、仕事が忙しいので無理を続けざるをえず、あいかわらず睡眠も食事もままならない毎日。心も体もいつも不安定でした。頭痛や生理痛など、常にどこかしら具合が悪いし、風邪もしょっちゅう。

美容を語っている立場なのに、ストレスで肌荒れもひどくて、自己像がどんどん落ちて行く……。人に顔を見られるのもつらく、心身ともに弱っていきました。

結婚と同時に「子宮内膜症による不妊の可能性」が判明

そんなときに現夫にプロポーズされ、31歳で結婚。

体調が悪いので妊娠できるか気になり、結婚後すぐにブライダルチェック感覚で婦人科に行きました。すると先生が、暗い表情で「お子さんは欲しいですか？」と聞くのです。

「え？」と思っていると、こう告げられました。

「深刻な子宮内膜症です」

「妊娠は難しいと思います」

「子宮内膜症」は、子宮内膜（子宮の内側を覆っている粘膜）が、卵巣など子宮以外の場所に飛んでしまい、増殖する疾患です。

本来、子宮内膜は生理時に経血として排出されますが、子宮以外の場所で増殖した子宮内膜は、おなかの中にとどまって炎症や癒着を起こします。これが痛みや不妊の原因になるのです。

「卵巣の大きさは、通常は親指の第一関節くらいですが、あなたの卵巣は両方とも約9センチにまで膨らんでいます」と先生。

生理の経血が逆流し、ドロドロの血が溜まって膨らんでいるというのです。だから排卵がきちんとできず、妊娠は厳しいと……。

「放っておくと、おなかの中で卵巣が破裂して大手術になるので、早急に治療して

くださ い」と開腹手術をすすめられましたが、おなかを大きく切るというのが嫌で、セカンドオピニオンを求め別の病院へ。

そこでは「おなかにホルモン注射を打って、女性ホルモンの量をゼロにすれば、生理が止まって逆流する血もなくなり、病巣を委縮できます」と言われました。

ホルモン注射に手術……満身創痍の2年間

こうしてホルモン治療を決心し、1年半で計12回ほど注射を打ちました。

ところが、しばらく続けると「ホットフラッシュ」という更年期障害のような症状が現れ始めたのです。急に暑くなったり寒くなったり、普通にしていても汗が垂れてきます。喘息とのダブルパンチで、精神的にもますます追い込まれ、せっかくの新婚なのに常に気持ちが落ち込んでいました。

病巣が9センチから5センチほどに縮小した頃、「子供を産めば治りますから」と言われ、いったんホルモン治療を終え生理を戻し、妊活を試みました。しかし、そう簡単には妊娠できません。

「3カ月しても妊娠しなければまた受診してください」と言われていたので、再診しMRI検査を受けると、なんと卵巣と腸が癒着していました。

本来の卵巣は腸とはくっついていないのですが、卵巣が大きくなったせいで腸と癒着してしまったそうです。

結局、卵巣と腸との癒着をはがす手術が必要に……。ただ、病巣が小さくはなっていたので開腹ではなく腹腔境下での手術になり、傷口は最小限で済みました。しかし、子宮内膜症と診断されてすでに2年。もはや心も体も限界でした。

でも子供が一人は欲しくて、「もう最後は神頼みだっ！」と、手術後すぐに伊勢神宮に子宝祈願に。すると、神様が助けてくださったのでしょうか。なんと奇跡的に、翌月、赤ちゃんを授かったのです！

切迫早産で寝たきり生活、社員も皆去っていき……

33歳で念願の妊娠！　本当にうれしく、しばらくは妊娠の経過も順調でした。

しかしハードワークを続けていたせいか、妊娠8カ月を前に「切迫早産」に……。妊婦健診の日に「今日から入院できますか?」と先生に聞かれ、仕事があるので無理だと伝えると「では自宅で〝絶対安静〟にし、ずっと横になっていてださい」と。「下半身に体重がかかると危険なので、トイレ以外は寝た状態で行ない、食事もなるべく横になってしてください」と言われました。

急いで実家に里帰りし、子宮収縮を防ぐ薬を規定量のマックスまで飲みながら、正産期に入るまで約2カ月半、トイレ以外はほぼ寝たきりの生活を送りました。

社員たちに事情を話し、「ごめん、しばらく出社できない」と伝えると、若い女性がほんの数名の会社でしたから、司令塔を失った彼女たちはパニックに……。「少しの間だから」「生まれるまでだから」と必死に伝えましたが、残念ながら次々と退職してしまいました。一難去ってまた一難、それまでやっていた事業を畳むことにしたのです。

正確に言えば、やり方次第では事業を継続できたと思います。

でも、ストレスで喘息を患ったこと。子宮内膜症もストレスが一因と言われていること。そしてこんなにも仕事に身を捧げてきたのに、信頼していた社員たちが去っていったこと――。

いろいろ考えると、**神様から「今までの自分の生き方を変えなさい」と忠告されているような気がしたのです。**

「**心と体はつながっている**から、やっぱり無理しちゃいけないってことなんだ」と痛感した私は、「これから先、**家族みんなが健康で幸せになれる生き方**ってなんだろう」と模索し始めました。

人生の方向転換と同時に、前途多難のママ生活に……

今後の生き方を考えたとき、それまではハイテク・ケミカルコスメを中心に美容に携わってきた私が、こう思うようになったのです。

「心や自然治癒力に基づいた美と健康を大切にしたい」

「ライフワークとして、自分の得た学びを多くの人にシェアしたい」

こうしてＮＰＯ法人「日本ホリスティックビューティ協会（ＨＢＡ）」を設立。自宅で出産を待ちつつ、ホリスティックビューティ検定の教科書をコツコツ作りました。そして新たな人生を歩み出したと同時に、元気な女の子が誕生しました。

しかし幸せに浸っていた私に、また新たな試練が訪れます。

産まれてれきた娘は、全身のびらん（ただれ）を伴う重度の「アトピー性皮膚炎」。さらには、アナフィラキシー症状を引き起こすほど深刻な「食物アレルギー」だったのです。

こうして、**どん底からの新米ママ生活**が始まったのでした——。

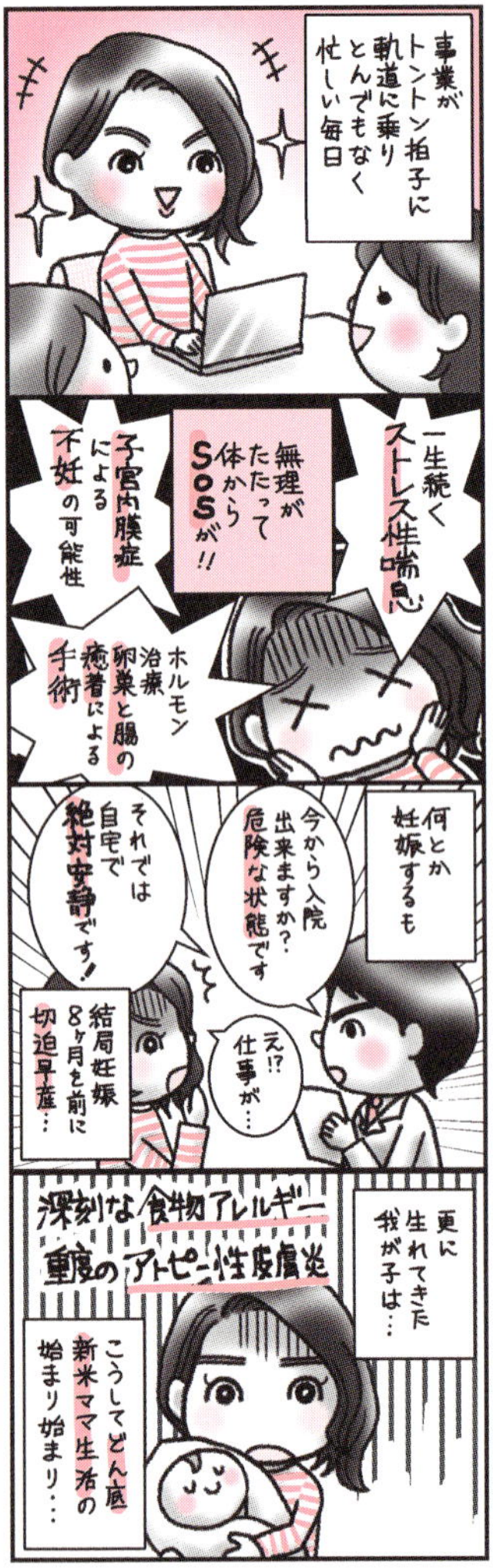
事業がトントン拍子に軌道に乗りとんでもなく忙しい毎日
一生続くストレス性喘息
無理がたたって体からSOSが!!
子宮内膜症による不妊の可能性
ホルモン治療 卵巣と腸の癒着による手術
何とか妊娠するも
今から入院出来ますか? 危険な状態です
え!? 仕事が…
それでは自宅で絶対安静です!
結局妊娠8ヶ月を前に切迫早産…
更に生れてきた我が子は…
深刻な食物アレルギー
重度のアトピー性皮膚炎
こうしてどん底新米ママ生活の始まり始まり…

CHAPTER 1

第1章

アレルギーのこと

EXPERT ADVISORS

担当ドクター・川嶋朗先生

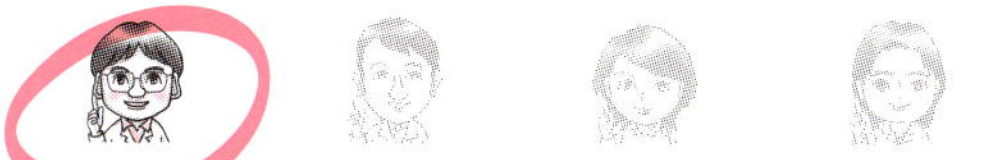

Dr. Kawashima　Dr. Inoue　Dr. Mayama　Dr. Harada

EPISODE TALK

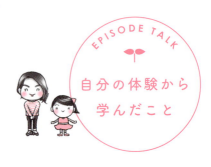

自分の体験から学んだこと

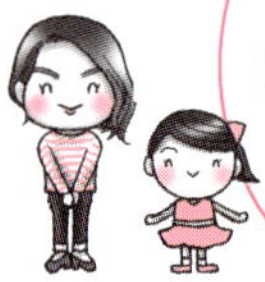

乳児湿疹をきっかけに気付いた「食物アレルギー」

妊娠・出産の苦難を乗り越え、ようやく産まれてきてくれたわが子が「乳児湿疹」になったのは、生後3、4カ月頃のことでした。

そのうち治るだろうと思っていたのですが、良くなる気配がないので病院に連れて行くと、思いもよらずこう言われました。

「食物アレルギーによる湿疹かもしれないので、6カ月になったらすぐに血液検査をしましょう」

乳児湿疹は数カ月で治ることが多いそうですが、アレルギー体質の場合は「アトピー性皮膚炎」を伴い、長びく可能性もあるので診断が難しいらしいのです。

娘が6カ月になり、アレルギーを調べる血液検査をしました。この検査とは、食品や植物などのさまざまなアレルゲン（アレルギーの原因物質）に対して、それを体内で排除しようとする「ＩｇＥ抗体」がどの程度作られるかを調べるものです。

検査の結果、いくつかの食品に対して高いＩｇＥ抗体値が検出されました。これによって、アトピー性皮膚炎とともに重度の「食物アレルギー」があると確定したのです。

アレルゲンの中でも、非常に高い反応が見られたのが「乳」。つまり牛乳、バター、ヨーグルト、チーズ、ホエイ、カゼインなど、牛の乳由来のタンパク質全般が食べられないということでした。次いで「卵」にも高いアレルギー反応があり、乳製品と卵ほどではありませんが「小麦」と「大豆」も危険という結果でした。

当時の私は、「食物アレルギーって、一定量以上のアレルゲンを食べて初めて発症するんでしょ？」と思っていました。

ですから粉ミルクに使われている乳はともかく、まだ離乳食も始まっていないわが子が、卵や小麦、大豆にもアレルギーがあるなんて「なぜ⁉」とびっくり。

しかし、のちのち学んでいくと「アレルギー体質の原因はアレルゲンのとりすぎだけではない」そして「食べ物が体内に入る原因は食事だけではない」と判明！　私の認識が大間違いだったと知ることになるのです。

「こんなにも食べられないものが多いと、これから離乳食が始まるのに、この先いったいどうなるんだろう……」

第1章―アレルギーのこと
第2章―食の安全のこと
第3章―スキンケアのこと
第4章―予防接種のこと
第5章―病気のこと
第6章―心と自然治癒力のこと

親子ともに「完全除去食」を強いられる毎日に……

こうして生後6カ月から、娘の食物アレルギーと奮闘する毎日が始まりました。うちは基本的に母乳で育てていましたが、母乳に粉ミルクを少し足すこともあったので、まずはそれをアレルギー対応の粉ミルクに切り替えました。

離乳食を始める時期は、6カ月頃が目安とよく聞きますが、うちの娘はアレルギーなので、ちょっと遅らせて8カ月頃から徐々に始めました。はじめての子育てで、そもそも離乳食づくりにも慣れていない中、さらに「これはアレルゲンだからダメ」などと逐一考えて調理するのは、かなり神経を使う作業でした。

しかしそれ以上につらかったのは、母親である私自身も、娘のアレルゲンを徹底的に避ける「完全除去食」を実践せざるをえなかったことです。

まだ授乳中の場合、子供のアレルゲンを母親が口にすると、その成分が「母乳」を通じて子供の体内に入ってしまうことがあります。そのため「授乳期間中はお母さんも食事制限をし、お子さんのアレルゲンを口にしないでください」と病院で言われたのです。

こうして私も、娘のアレルゲンを徹底的に避けるという、完全除去食生活をスタートすることになりました。

乳製品、卵、小麦、大豆はかなり多くの食品に含まれているので、私の食べられるものは大変限定されてしまいました。まず洋食は、ほとんどが牛乳やバター、卵、小麦などを使っているのでご法度。大好きなパンにも小麦が入っているし、カフェラテも乳が含まれているのでおあずけ……。

今でこそ、小麦を使っていないパスタなどが少しずつ普及してきましたが、麺を無性に食べたいときも、当時はフォークくらいしか選択肢がありませんでした。

外食もすべてのアレルゲンを把握するのが難しいので、控えざるをえません。

食事って本来は喜びなのに、それがものすご～く制限されて「食べられるものが全然ない……」と、毎日ストレスがたまる一方でした。

娘が1歳4カ月頃に卒乳すると、母親である私は、完全除去食を終えても差し支えない状況にはなりました。

しかし卒乳して少し経つと、子供は離乳食も卒業し、徐々に大人とほぼ同じ食事をするようになります。娘にアレルギーがある以上、私や夫だけ好き勝手に食べるわけにはいかず、必然的に娘中心の献立になります。

来る日も来る日も、アレルゲンを摂取しないように考えながら、自宅でせっせと和食を作り続ける日々。

食事は毎日のことですから、逃げ場のないプレッシャーに苦しくなって、私はなんだかノイローゼ気味に……。それでも、愛しい娘のために必死に自分を奮い立たせました。

思わぬアクシデントで3回の緊急搬送！

しかし、こんなにもアレルゲンに注意していたのに、保育園や外出先でのアクシデントが原因で、娘は3回も救急車で緊急搬送される事態になったのです。

1回目の緊急搬送は、2歳になる前のことでした。保育園には当然、娘のアレルルギーについて伝えていましたが、保育士さんがうっかり、**牛乳を拭いた布きん**で娘の口を拭いてしまったのです。

その後すぐに、娘は全身に発疹が出てゲホゲホとせき込み、熱が出て……。呼び出された私は、雨の中急いで保育園に駆け込み、ただならぬ様子に不安になりながら、近くの病院へ彼女を運び込みました。

「食物アレルギーによる**アナフィラキシーショック**です」と診断され、アナフィラキシーを抑える注射を打って、落ち着いてから帰ることに。

先生は「次回はもっとひどいことになる可能性もあるので、厳重に注意してください」と私に言い渡しました。


2回目の緊急搬送は4歳頃。忘れもしない、私の誕生日のできごとでした。

ものすごく暑い夏で、習いごとの帰りに娘とふたりでスムージー屋さんの前を通ると「どうしても飲みたい！」と言いだしたのです。

お店の人に「乳製品と卵にアレルギーがあるのですが、この商品は大丈夫ですか?」と、しつこいほど確認したうえに、口頭確認だけでは不安なので「アレルギー表を見せてください」とお願いしました。

すると「奥に置いてあるので……」と言われ、見せてはもらえませんでした。でもスタッフが、お店の奥にアレルギー表を見に行き、戻ってくると「これは大丈夫です」とのことだったので、そのスムージーを注文しました。

ところが飲んで5分もすると、娘は悲痛な表情で「苦しい、苦しい」と訴え始め、前回の搬送時と同じようなアナフィラキシー症状が現れ始めたのです。すぐに救急車で搬送され、誕生日に病院で1泊することになりました。

「アレルゲンが入っていないはずなのにおかしい」と思い、再度お店に確かめると、実はそのスムージーにはヨーグルトが入っていたのです！　担当のスタッフは「ヨーグルトが乳製品とは知りませんでした」とのことでした。

こういうケースもあるので、**アレルギーのお子さんが外出先で何かを口にする場合は、口頭確認だけでなく、必ずアレルギー表を確認しましょう。**お客さんの求めがあるのにアレルギー表を提示しない場合、本来は違反になるそうです。

3回目は私も悪いのですが、娘が小学校1年生のときでした。レジャー施設でマンゴージュースが売られていて、娘が飲みたいと言い出したので、果物のジュースなら大丈夫だろうと判断しました。しかし飲んで10分ほどでゲホゲホとせき込み、またもや救急車で運ばれる事態に……。

実は店頭にガラスのショーケースがあり、そこに原材料表示のラベルがあったようなのですが、ショーケースの下のほうにラベルが隠れていて、そのときは見えなかったのです。

あとで確認すると、原材料表示には「マンゴー、乳」と書かれていて、ヨーグルトが含まれていたことが発覚！ これには私も反省しました。

でも、前回2回の緊急搬送時よりは軽症で、病院に到着した頃には発作もおさまりました。お医者さんに「これなら注射を打たなくても大丈夫ですよ」と言われ、しばらく病院で安静にして様子を見たのち、入院せずに帰宅しました。

2歳前に初めて緊急搬送されたときは、アレルゲンを摂取したわけではなく、布きんを通して牛乳が口にくっついただけで、重度のアナフィラキシーが起こったわけです。それに比べると、今回はヨーグルトを20ＣＣは飲んでいるのに軽症だったので、成長とともに症状は改善しているようです。

なお、**アナフィラキシー症状を伴う重度の食物アレルギー患者は、発作を抑えるための注射（エピペン®）を常に携帯しているのが基本です。**

現在8歳になった娘もいまだに注射持参で通学しており、幸いにも打ったことはまだ1度もありませんが、緊急時には保健室の先生などに打っていただくことになっています。

「食べ慣れ」で大豆・小麦アレルギーは克服！

娘のために、**乳・卵・小麦・大豆の完全除去食**を続ける毎日に、ノイローゼ気味になっていた私。

あるとき、そんな様子を見かねた病院の先生が「IgE抗体値の低いアレルゲンなら、そこまで厳格にならなくても大丈夫ですよ」と声をかけてくれました。

小麦と大豆の数値は比較的低かったので「少しずつステップを踏めば、小麦と大豆は〝**食べ慣れ**〟で**克服**できるかもしれません」とのこと。

1歳を過ぎたあたりから、まずはアレルギーの数値がいちばん低かった「大豆」から、少しずつチャレンジすることにしました。

最初は味噌汁を小さじ1杯与え、その後しばらく反応を観察。これで大丈夫だったので、翌日はまた少～しだけ量を増やして与える……という具合です。

次いで「小麦」にもチャレンジ。最初はパンを解禁することにしました。

とはいえ、乳製品や卵のアレルギーは重度なので、普通のパンは食べられるわけもなく、卵や牛乳の入っていないパン限定です。それも「古代小麦」を使ったパンからスタートしました。

現代の小麦は、生産性を高めるために品種改良が重ねられており、古来の小麦とは性質がまったく異なります。

近年、**小麦に含まれる「グルテン」というタンパク質が、消化管で炎症を起こすことで、アレルギーや体調不良を引き起こす**と指摘されています。古代小麦はグルテンを含んではいるのですが、現代の一般的なグルテンとは違って、**炎症を起こしにくく、栄養も豊富**と言われています。

最初は小豆1粒ほどの量だけ与え、しばらく様子を見ました。これも大丈夫だったので、翌日は大豆1粒ほど与えてみました。こんなふうに、本当に少～しずつステップを踏んでいきました。

こうして小麦と大豆に関しては、2歳になる頃には1人前のものが食べられるようになったのです。

アレルギーは体が恵んでくれた「才能」

小麦と大豆のアレルギーは克服した娘ですが、乳製品と卵アレルギーは残っているので、今も食事管理に気を抜けない毎日です。

常に娘の口にするものに神経を使うのが、本当につらくて大変で「どうしてうちの子ばっかり……」と、数年間はずっと被害者意識が拭えませんでした。

その一方で、必死に救いを求めて、いろんな本を読んだり、医師や治療家の講座に参加したりして、アレルギーについて勉強しました。

そして「体って、こうやって守られているんだな」とか「人体にはこんな機能が

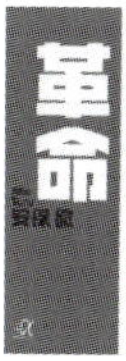

おすすめBook

「免疫革命」（講談社）
安保徹
「免疫ってなあに？」を理解するための本。

あるんだ」という知識が備わってくると、アレルギーに対する考え方が、いつしか自然と変わっていったのです。

アレルギーとは「免疫」が過剰に反応して起こる症状です。

そして**免疫とは「自己」と「非自己」を見分け、非自己なものを排除しようとする機能です。**

アレルギーの子は、非自己（自分に不適切）なものを見分けるセンサーがものすごく厳格ということですね。

「どうしてそんなに厳しく反応しちゃうんだろう？」

「そもそも世の中全体でアレルギーの人が増えているのはなぜ？」

そう考えていくと、はっと思いました。

「アレルギーは〝現代社会への警告〟なのかもしれない」――。

21世紀の社会は、今までの人類史から大きく変化し、自然界にはない食品や物質が急速に増えています。

「この調子でこんな生活が続くと、危ないから気を付けなさい」

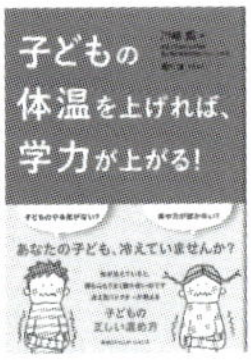

おすすめBook
「子どもの体温を上げれば、学力が上がる!」(CCCメディアハウス)
川嶋朗
体温が高い子は丈夫。

――そんなメッセージを、アレルギー反応という形で、体が発信してくれているのかもしれないと思ったのです。

なにも警告されない人は、健康が当然のように思いがちですし、身のまわりの食品や化学物質について注意することも少ないでしょう。

今は心からこう思います。

「アレルギーって、ある種の〝ギフト〟なんだ」

「アレルギーっ子は、特別な〝才能〟に恵まれているとも言えるんだ」

と。

こうした視点に立てたとき、それまでずっとアレルギーの被害者のように思っていたのが、逆に**「アレルギーが危険を教えてくれるおかげで、体を健康に保てるんだ」**とポジティブに考えられるようになりました。

私と同じように、アレルギーの子供を持つ友人たちの中にも、長年の苦労を経て「アレルギーって意外といいよね」と言うようになった人が少なくありません。

アレルギーのお子さんは、豊かな感受性と特殊能力に恵まれた、スペシャルな子

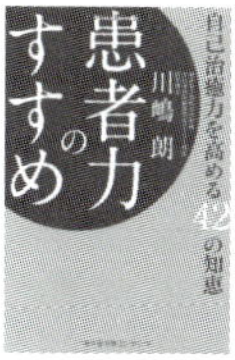

おすすめBook

「患者力のすすめ 自己治癒力を高める42の知恵」(幻冬舎ルネッサンス)川嶋朗
お任せではなく、考えて選択する力をつける本。

供です。その才能のおかげで、体に悪いものなどを感知でき、家族みんながより健康的に生きる術を知ることができるのですから。

親御さんにとって、アレルギーっ子の食事管理は本当に大変なもの。それは事実です。でもお子さんがアレルギーを持っている間は、**その「特別な才能」をプラスに受け止めて、健やかな成長のために、そして家族みんなの健康のために、ぜひ活用してほしいなと思います。**

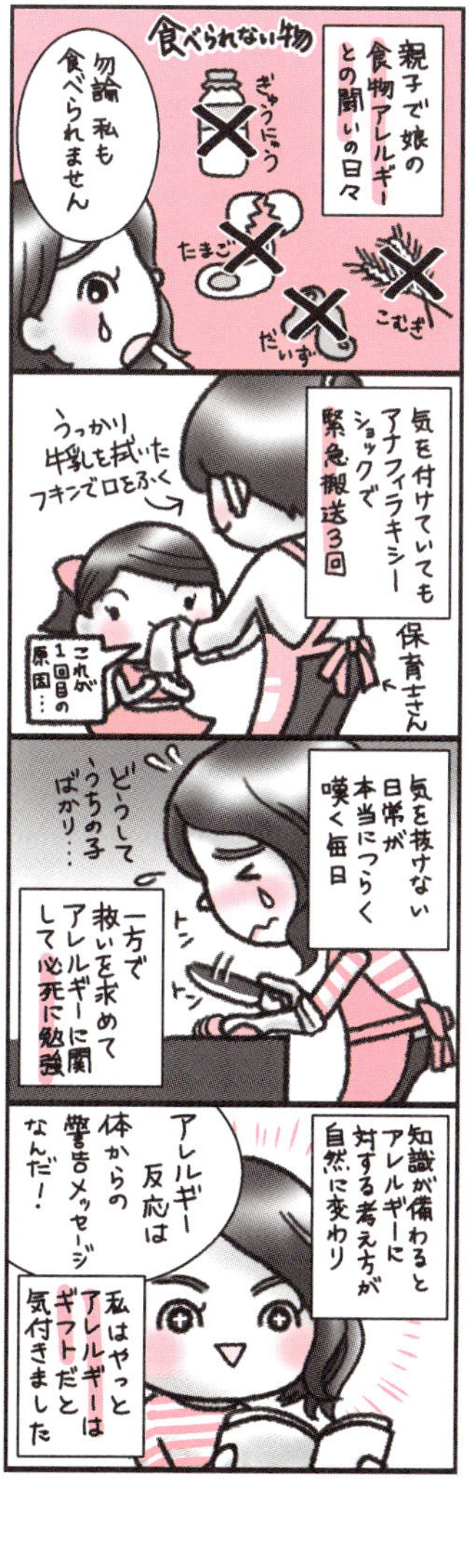

MEDICAL ANSWER

ホリスティックドクターからのアドバイス

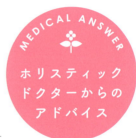

細菌やウィルス、ガン細胞など、敵と判断したものを撃退するシステムが免疫です。

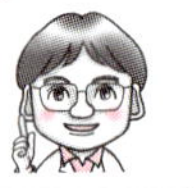

Dr. Kawashima

QUESTION

Q 「免疫」って、そもそも何ですか？

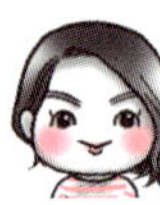

A

免疫とは、〝疫を免れる〟――つまり伝染病などから逃れることです。

細菌やウィルス、異物、ガン細胞などの「非自己」な物質が体内に入ると、体はこれを「敵」と判断します。そして免疫細胞が作る「抗体」によって、敵を撃退しようとします。**こうした体の防御システムが「免疫」**です。

なお、抗体を作る反応を引き起こす病原体や異物などの敵を「抗原」と呼びます。

血液中には、赤血球、白血球、血小板の3種類の細胞があり、このうち**免疫機能を担当しているのが「白血球」**です。白血球は「単球」「顆粒球（好中球、好酸球、好塩基球）」「リンパ球」の3つに大別され、そこからさらにたくさんの種類に分けられます。通常いちばん多い白血球は、病原体を飲み込んで殺す「好中球」で、これが白血球全体の60％前後を占めています。

さらに、抗原を貪食・消化する「マクロファージ」や、抗原情報をほかの白血球に伝える「樹状細胞」、抗体を作る「B細胞（Bリンパ球）」、ガンなどの異常細胞を処分する「NK（ナチュラルキラー）細胞」など、それぞれの白血球が違った役割を担当しています。

このように各種白血球が相互に働くことで、免疫機能が維持されています。免疫は次の2種類に分けられます。

●自然免疫

生まれながらに備わっている免疫機能。病原菌や異常細胞などをいち早く感知し、その場で食べて殺してくれます。

●獲得免疫

生きていく中で、菌やホコリなどの多様な抗原に触れるうちに、強化されていく免疫のこと。「自然免疫」は微細な病原体や、血液中に溶け込んだ毒素分子などは対処できません。一方、「獲得免疫」は自然免疫がカバーできない敵も含め、どんな病原体でも見つけて対処してくれます。ただし出会った病原体から抗体が作られるまでに、多少の時間はかかります。

また感染経験のある病原体を記憶し、同じ病原体には二度とかからないか、万が一かかってもごく軽度にしてくれます。ワクチンは獲得免疫を利用したものです。

本来は安全な抗原を敵と「誤解」して撃退することでアレルギー症状が現れます。

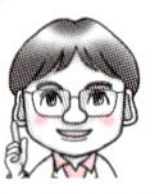

Dr. Kawashima

QUESTION

Q

どうしてアレルギーが起こるの？ 種類はどれくらいあるの？

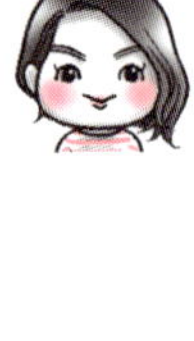

A

アレルギーとは**「免疫細胞の過剰反応」**による症状です。本来は安全な抗原（食べ物、花粉、ダニ、自分の細胞など）を敵と誤解し、抗体を作って撃退しようとすることでアレルギー症状が現れます。

アレルギー反応を招く抗原は「アレルゲン」と呼ばれ、基本的にタンパク質を含むか、タンパク質と反応しやすい物質です。

アレルギー反応の例は、鼻水やくしゃみ、じんましん、喘息、アナフィラキシーショックなどです。アナフィラキシーショックは、血圧低下や呼吸困難、意識障害などを伴うので、ときには命にも危険が及びます。

アレルギーは、原因となる抗体の種類などによってＩ～Ｖ型に分類されます。圧倒的に多いのは、ＩｇＥ抗体が原因の「Ｉ型アレルギー」です。これは「即時型アレルギー」とも呼ばれ、アレルゲン摂取から約2時間以内に症状が現れます。

代表的なI型アレルギーは、花粉症、アレルギー性鼻炎、じんましん、喘息、アナフィラキシーなどです。例外はありますが、食物アレルギーとアトピー性皮膚炎の多くもI型です。

IgEはタンパク質の一種で、さまざまな抗原に反応してアレルギーを起こしやすい特殊な抗体です。アレルギーの人は、抗体の生産を命じるリンパ球の中でも「IgE抗体を作れ!」と指示してしまう「TH2（T細胞の一種）」の種類が多いのです。こうした背景から過剰になったIgE抗体は、皮膚に分布している「肥満細胞」にくっつき、アレルゲンが再来すると肥満細胞は「ヒスタミン」などの化学物質を放出します。こうして、かゆみや痛みなどのアレルギー症状が起こるのです。

なおI型アレルギーの人は、血液検査をすると基本的に高いIgE抗体値が検出されますが「IgE抗体の量」と「症状の重さ」は必ずしも比例しません。

I型アレルギーの中でも子供に多いのは、アトピー性皮膚炎、食物アレルギー、アレルギー性鼻炎、気管支喘息などです。

●アトピー性皮膚炎↓86ページ参照

●食物アレルギー↓42ページ参照

アレルゲンは人それぞれですが、乳児では「鶏卵」「牛乳」「小麦」「大豆」が主です。アレルゲンの摂取後、約2時間以内で症状が現れる「即時型食物アレルギー」が主流ですが、「遅延型食物アレルギー」などもあります。

●アレルギー性鼻炎

花粉やハウスダストなどが鼻粘膜に付着することで、鼻水、鼻づまり、くしゃみ、目のかゆみなどを発症します。症状は朝方に見られることが多いです。

●気管支喘息

アレルゲンがないのに発症する人もいますが、主流はダニなど特定のアレルゲンが原因の「アトピー型」。アレルゲンや原因物質を吸い続けると気管支に炎症が起こり、煙や空調などの刺激に敏感に。より炎症が強まると呼吸が苦しくなります。

Ⅱ~Ⅴ型アレルギーについては、表1をご覧ください。

また、免疫機能とは関係なく「刺激物質」によって起こる「過敏症」も、広い意味ではアレルギーと呼ばれます（表2参照）。

CHECK LIST

表1：II～IV型アレルギー

II型

例 自己免疫性溶結性貧血、突発性血小板減少性紫斑病

免疫が「自分の細胞」を抗原と勘違いし、「ＩｇＧ抗体」や「ＩｇＭ抗体」を過剰に作って攻撃することで起こる。

III型

例 溶血性貧血、過敏性肺炎、全身性エリテマトーデス、慢性リウマチ

抗原と抗体が合体した「免疫複合体」が作られ、これが体の組織を攻撃することで起こる。

IV型

例 接触性皮膚炎、薬アレルギーによる肝障害、金属アレルギー、ゴムアレルギー、ツベルクリン反応

一定量の抗原に触れ、刺激に感じやすい状態になる（＝感作される）と、次に抗原に触れたとき、感作された「Ｔ細胞（Ｔリンパ球）」によって炎症が起こり、「皮膚炎」などを誘発。アレルゲンが体内に入って半日～数日後に症状が表れる「遅延型アレルギー」。

V型

例 バセドウ病

II型と同様のメカニズムで、自己に反応する抗体が受容体を過剰に刺激することで起こる。

表2：過敏症

過敏症

例 日光アレルギー、寒冷アレルギー、温熱アレルギー、コリン性じんましん（発汗により発症）

光や温度などの刺激で、皮膚細胞からヒスタミンが放出され、主にかゆみや発疹を招く。

その他の過敏症

例 シックハウス症候群、化学物質過敏症、電磁波過敏症

刺激物質が、免疫ではなく「自律神経」などに異常をきたすことで起こる。吐き気、めまい、頭痛、湿疹など、多様な症状を伴う。

042

QUESTION

Q 食物アレルギーの原因とそのメカニズムとは？

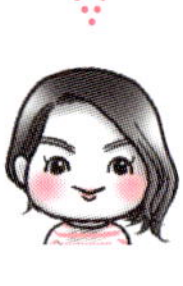

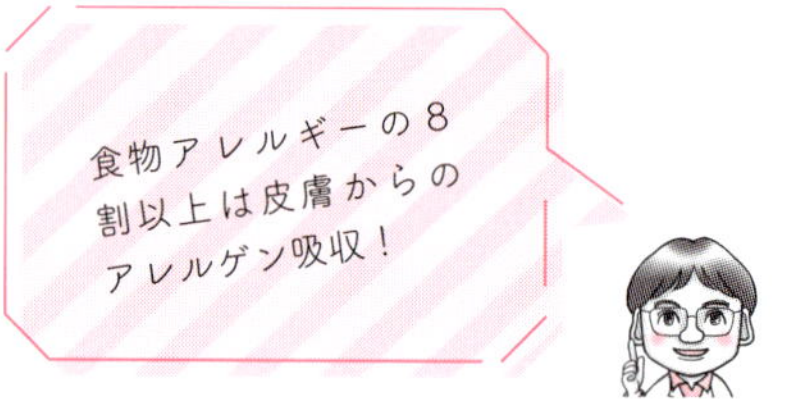
食物アレルギーの8割以上は皮膚からのアレルゲン吸収！

Dr. Kawashima

A

食物アレルギーが起こるメカニズムは、簡単に言うとこうです。

まず、ある食べ物（主にタンパク質）が一定量を超えて体内に入ると、免疫細胞が過剰反応し、「敵だ！」と判断することがあります。すると、これを退治するためのＩｇＥ抗体が作られます。

そしてその食品が再び体内に入ると、このＩｇＥアレルギー症状が起こるのです。

ですから、たとえば卵にアレルギーがある子は、これまでに一定量以上の卵が体内に取り込まれたことがある、ということです。

お子さんが乳児の場合、「離乳食もまだなのになぜ？」と思う方もいると思いますが、母親の食事から「母乳」にアレルゲンが入ることもあります。

しかし実のところ、**食物アレルギーの原因の約8割は「経皮吸収」**——つまり、皮膚からのアレルゲン吸収であると言われています。

食品の成分が経皮吸収されるケースとしては、食事中に口まわりに食べカスがくっついたり、アレルゲンを含むスキンケア製品や生活用品を、知らず知らずのうちに使っていたり……といったことがあります。

たとえば、アメリカなどで「ピーナッツアレルギー」の子が多いのは、成分にピーナッツオイルを含むスキンケア製品などが多いからだという説もあります。

特に**「アトピー性皮膚炎」の子は、損傷した皮膚から食品の成分**が吸収されやすいため、食物アレルギーを発症するリスクが高いので注意してください。湿疹、すり傷などで皮膚が傷んでいるときも注意が必要です。

表示義務

特定原材料

7品目

卵・乳・小麦・そば・落花生・えび・かに

表示推奨

特定原材料に準ずるもの

20品目

あわび・いか・いくら・オレンジ・カシューナッツ・キウイフルーツ・牛肉・くるみ・ごま・さけ・さば・大豆・鶏肉・豚肉・まつたけ・もも・やまいも・りんご・ゼラチン・バナナ

QUESTION

Q アレルギー体質になりやすい要因とは？

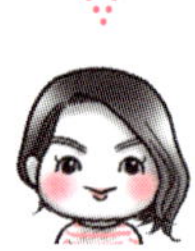

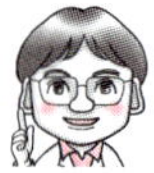
アレルギー体質になる要因としては、次のものがあります。
Dr. Kawashima

A

●遺伝

親のアレルギー体質は、子供に遺伝することが多いです。ただし親と同じアレルギーになるとは限りません。たとえば父親が花粉症で、子は喘息など、あくまでも「アレルギー体質」という点が遺伝しやすいということです。

●年齢によるもの（成長とともに回復傾向）

Ⅰ型アレルギーの原因「ＩｇＥ抗体」を作るのは、Ｂ細胞（Ｂリンパ球）が分化した形質細胞です。子供（特に１～４歳）はリンパ球が多いため、ＩｇＥ抗体を作りがち。成長してリンパ球が減ると、アレルギーも回復することが多いです。

また「食物アレルギー」が子供に多いのは、消化機能が未熟だからです。食べ物を充分に分解できないため、免疫細胞がそれを異物と判断してしまうのです。消化機能の発達に伴い、１歳で約半数、２歳では約９割の子が治ります。

ただし子供は、成長や生活環境の変化に伴い、触れる抗原も変化するので、アレルゲンが食物からダニやハウスダストなどに移行することも。このように成長とともにアレルギーの種類が変化する「アレルギーマーチ」の場合、一概には言えませんが2歳頃に気管支喘息を、6歳頃にアレルギー性鼻炎になる子が多いです。

●副交感神経の優位

人間の臓器は「自律神経」の指示で24時間自動的に動いています。自律神経には活動時に優位になる「交感神経」と、休息時に優位になる「副交感神経」がありますが、副交感神経の優位が続くと「リンパ球」が増えてアレルギーを助長します。

●腸内環境の悪化

リンパ球の約70％は小腸粘膜に存在するので、腸内環境が悪いと免疫にも悪影響が出ます。

●その他の仮説

主に先進国でアレルギーが増えている一因として、大気汚染、花粉・ダニ・化学物質といったアレルゲンの増加、食生活の変化（高タンパク・高脂肪、食品添加物）、感染症の減少、ストレスなどを主張する仮説も。また衛生的すぎる環境だと、体が菌やウィルスに過剰反応しやすいという「衛生仮説」も指摘されています。

QUESTION

Q アレルギーを予防するにはどうすればいいの？ そのための免疫機能を整える方法は？

A

アレルギーを予防する第一は「アレルゲンの侵入」を防ぐことです。すでにアレルギーのある子も、アレルゲンを体内に入れなければ、症状が起きることはありません。次の点を心がけましょう。

まずはアレルゲンの侵入を防ぐこと。アレルギー体質になるのを防ぐのも重要。

Dr. Kawashima

●保湿剤で肌バリアを補強

皮膚に食品が付くと、経皮吸収されて食物アレルギーを発症することがあります。特にアトピー性皮膚炎や傷口があるとリスクが上がります。

生後すぐから毎日1～3回、全身に「ワセリン」などの保湿剤を塗って皮膚にバリアを作ると、アトピー性皮膚炎の発症を約3～5割防げます。

また離乳食をあげる前にも、食べ物がくっつきがちな顔や上半身を中心に、保湿剤を塗って皮膚にバリアを作ってあげましょう。

●卵アレルギーの場合は、ダニを徹底排除

「卵アレルギー」の子供は喘息になるリスクが高いです。卵アレルギーの1歳児は、3歳頃にダニアレルギーによる喘息を約20倍発症しやすいというデータも。お子さんが卵アレルギーなら、寝具などの「ダニ」を徹底的に排除しましょう。

続いて「免疫機能」を整えることによって、アレルギー体質になるのを防ぐ方法も紹介します。

●できるだけ長く「母乳」で育てる

母乳に含まれる「分泌型IgA」は、アレルギーの発症などを防いでくれるので、なるべく母乳で育てましょう。

なお「離乳食」のスタートが早すぎると、消化機能が未熟な赤ちゃんは、食物アレルギーを発症しやすくなります。スタート時期の目安は生後5～6カ月頃と言われていますが、もう少し後、せめて8か月、できれば1年くらいは母乳栄養が理想です。迷った場合は医療機関とも相談して、その子に合わせて適切な時期を判断してください。

●適度なストレスを与える

刺激のない生活では「副交感神経」が優位になり、アレルギーを助長しがち。交感神経もバランスよく鍛えるには〝適度な〟ストレスが不可欠です。運動や外遊びを積極的にさせましょう。メリハリをつけて叱ることも大切です。

●おなかは温めつつ、適度な薄着に

体温が上がると血流が良くなるので、免疫機能を司っている「白血球」の巡りも良くなります。逆に体温が1℃下がると、白血球の動くスピードが約30％も落ちます。これは言い換えれば、免疫機能が約30％低下するということ。アレルギーの子供には、おなかの冷え・張りが共通して見られます。

体温を上げるには、第一におなかを冷やさないことです。子供の希望に合わせて服装を調節しつつ、腹巻などを活用しておなかを温めてあげましょう。太ももも血流が多いので冷やさないようにします。ただし、やたらと厚着をさせて甘やかすと、副交感神経優位に傾く原因に。おなかや下半身は温めつつ、子供が寒いと言わなければ、他はちょっと薄着くらいがベストです。

●よく噛んで消化機能を強くする

消化不良が続くと、腸内環境が悪化する原因に。リンパ球の約70％は小腸粘膜に存在するので、腸内環境が乱れれば免疫機能も乱れます。よく噛んで食べると「消化酵素」がしっかり分泌されるので、消化がスムーズになります。

●発酵食品を食べる

発酵食品は、腸に良い働きをする「善玉菌」を増やしてくれます。味噌、納豆、甘酒、ぬか漬けなどを、すすんで摂取しましょう。

●子供の心を観察する

聞き分けが良く本音を言わない子や、逆に感情を爆発させる子は、自律神経が乱れている可能性があります。子供の声によく耳を傾け、会話の時間を充分に取りましょう。

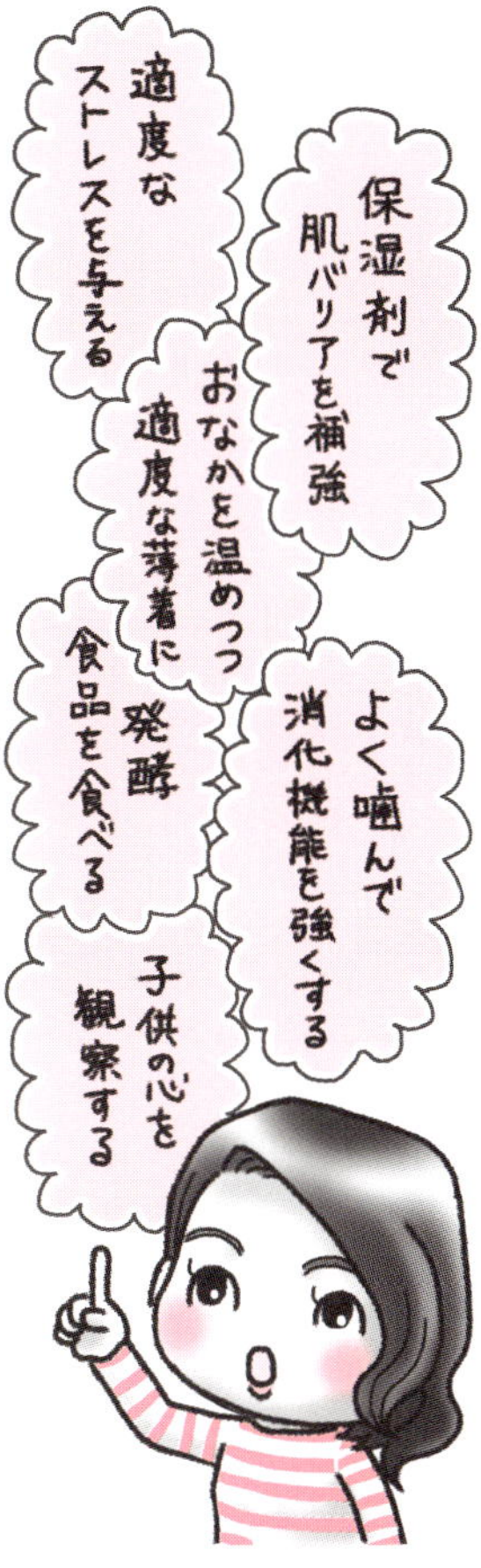
保湿剤で肌バリアを補強
適度なストレスを与える
おなかを温めつつ適度な薄着に
よく噛んで消化機能を強くする
発酵食品を食べる
子供の心を観察する

Column

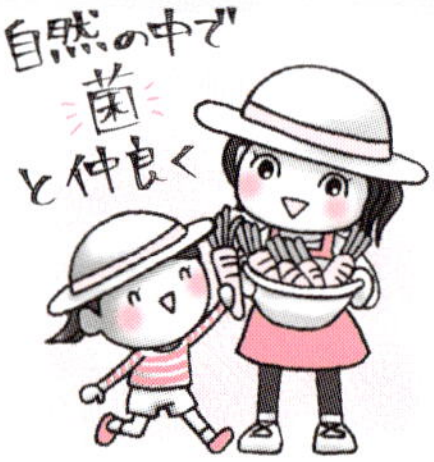

わが家のナチュラルケア

どろんこ遊びや自然体験で「菌」に慣れさせる

あまりに衛生的な環境で育った子供は、いざ何らかの菌に接触すると、免疫細胞がわ〜っと驚いて過剰に反応しがち。それがアレルギーや過敏症を助長するという「衛生仮説」も。普段から自然体験やどろんこ遊びをいっぱいして、さまざまな種類の菌に体を慣れさせることも大切です。
わが家は都内のコンクリートジャングルなので、休日は子供と田植えや畑に行ったり、アウトドアを楽しんだりしています。自然の中で思いっきり遊ぶと、転んだりケガをしたりすることもありますが、たくさんの土壌菌に触れられますし、危険を学ぶ良い機会にもなりますよ。

オーガニック野菜を取り寄せ

高タンパクの食事はアレルギーを悪化させる可能性があると読んだことがあり、それならば、と野菜をたくさん食べてもらうことを考えました。自然栽培の畑で取れたトマトをむしゃむしゃ食べていたのをみて、子供は舌が繊細だから本来の美味しさがわかるのかも？　と思い、なるべくオーガニックの旬な野菜を取り寄せるように。おかげで野菜嫌いどころか、野菜好き女子になりました。

漢方で気長にケア

食物アレルギーの緩和のために、川嶋先生にお願いして、腸内細菌のホメオパシーと「小建中湯」という漢方を処方してもらっています。胃腸を強化して体力をつけていく漢方を気長に続けることで効果を発揮します。

おすすめ Information

環境省HP
https://www.env.go.jp/kids/gokan/experience/
五感を使って自然にふれる体験を。

おすすめ Service

ナチュラルハーモニー
https://naturalharmony.co.jp/
安心、安全をお取り寄せ。

CHAPTER 2

第2章

食の安全のこと

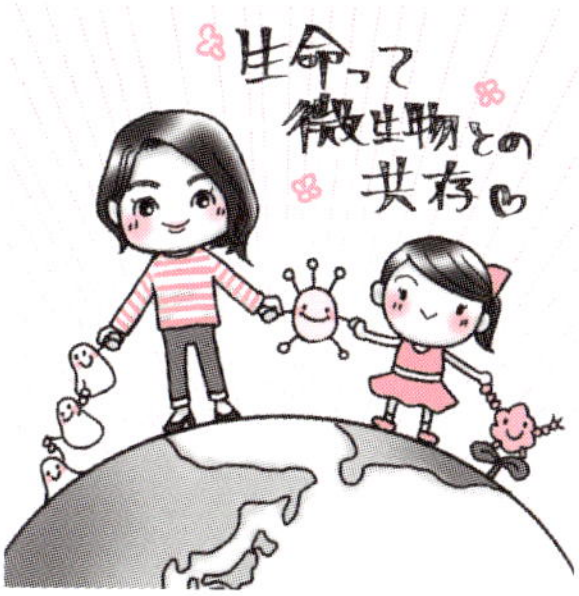

EXPERT ADVISORS

担当ドクター・井上宏一先生

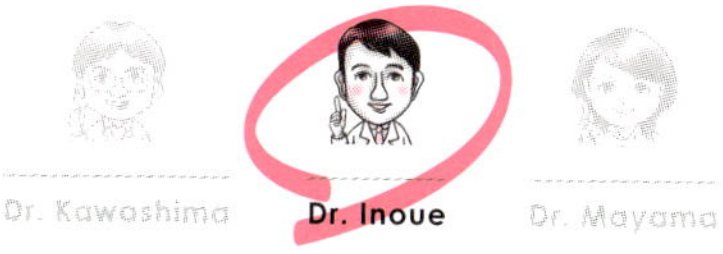

EPISODE TALK

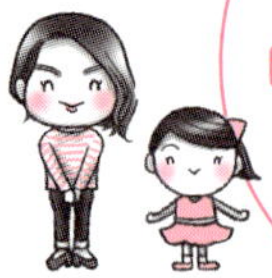

自分の体験から学んだこと

アレルゲンじゃないのに体が拒否反応!?

第1章で食物アレルギーについてお話ししましたが、食の問題はアレルギーだけではありません。

現代の食品には**「食品添加物」「農薬」「有害金属」「遺伝子組み換え食品」「放射性物質」**など、安全性を問われる物質が数多く含まれ、これらを完全に避けることはほぼ不可能でしょう。

娘は2歳前に小麦と大豆のアレルギーを克服し、9歳になった現在は乳製品と卵のアレルギーだけが残っている状態ですが、実は反応を起こす食べ物はアレルゲンだけではないのです。

まず驚いたのが、4歳頃に「たらこ」で反応が出たこと。食べてすぐに唇がぷく～っと腫れて、本当にたらこ唇のように！　そして「ベロがかゆいから、食べるのやめる！」と。

イクラやししゃもは平気なので、魚卵がダメというわけではないようです。

それから「柴漬け」などでも、同じような反応が出ました。

「たらこも柴漬けも、乳製品や卵は入っていないのにどうして……」

そこで、今まで反応が出た食品の共通点を考えてみたところ、どうやら着色料や保存料などの「食品添加物」がたくさん入っているものに、反応が出やすいようなのです。

これはアレルギーとは別の問題かもしれません。

娘はアナフィラキシー症状を伴うほどのアレルギーっ子なので、物質に対する感作性がとても高く、アレルゲンに限らず、体が「これは危険！」と反応しやすいのでしょうか。

具体的にどの添加物に反応しているのかは特定できていませんが、普通に考えても、添加物の種類が多い食品ほど、リスクが高まるであろうことは間違いありません。

なので、**食品を買うときは「原材料表示」をしっかりと確認し、アレルゲンを避けるだけでなく、添加物などの不自然なものが多い加工食品もできるだけ避けるようになりました。**

わが家の場合は、なるべく自然食品のお店で買い物をしたり、信頼できる宅配業者さんに**有機や自然栽培（無肥料・無農薬）の野菜**を届けてもらったりしています。

完全オーガニックは難しいから、まずは妥協点を見つける

とはいえ、100％ナチュラルな食品だけを揃えるのは困難ですし、それを徹底しようとすると、経済的にもかなりの負担になります。

わが家も完全に徹底しているわけではありません。特に嗜好品やおやつは、自然食品のお店の商品だけでは満足できないこともあるので、普通のスーパーで買うこともあります。

その場合、**「遺伝子組み換え」**の疑いがある原材料や、**「人工甘味料」「人工着色料」**は極力避け、その他の添加物もあまり食べ過ぎないようにしています。

娘の成長とともに、外食もときどき楽しむようになりました。

ただ、娘も私も味に敏感なので「化学調味料の味がかなり効いているな……」と

いう飲食店はわかるのですが、そういうお店で食事をしたあとに、さらに人工甘味料の多いおやつなどを食べると、娘は体のあちこちがかゆくなるのです。

ですから、化学調味料を多く使っていると思われる飲食店や、できあいのメニューを温めて出すようなチェーン店、ファストフード店は避けています。

一方、**和食のレストランはだいたい大丈夫なようです。**

このように、神経質にならない程度に食の安全性に配慮し、「これは食べ過ぎない」「こういうお店は行かない」などと工夫する。そうやって、わが家に**無理のない範囲で健康的な食生活**を目指したいなと思っています。

食べたものの行く末は「腸」にかかっている

食べ物について学んでいくと、あるとき、はっと気付かされました。

それまでの私は「食べ物を口に入れる＝体内に入る」という認識だったのですが、よく考えてみれば、口に入れただけでは栄養素が「吸収」されるとは限らないですよね。

食べたものは、たくさんの分解を経て「小腸」までたどりつき、そこでもさらに分解されます。必要な栄養素の多くは、ここでようやく小腸の絨毛の隙間から体に吸収されるそうです。

そう考えると「**健康に生きるためにも、腸ってすごく大切なんだなぁ**」と感じました。

同時に知ったのが、**食品添加物や農薬などと上手に付き合うためにも、腸を整えることが大切ということです。**有害物質を摂取してしまったとしても、それらを「排出」できれば、影響は最小限に抑えられますよね。

ところが、現代人には「**リーキーガット症候群**」という腸の不調が非常に増えており、そのせいで有害物質を排出できない人が多いというのです（詳細は66ページを参照）。

必要な栄養素を体に届けるためにも、日々口にする有害物質をデトックスするためにも「腸を健康にしよう！」と、新たなモットーを掲げました。

腸内細菌の「多様性」を育もう

腸を元気にする秘訣のひとつが**「腸内細菌」を味方に付ける**ことです。人間の腸には約100兆～1000兆個もの腸内細菌が生息していると言われており、彼らは食べ物の分解、栄養素の生成や吸収、ホルモンの分泌など、幅広い役割を担っています。

腸内細菌を大別すると、人に良い働きをする「善玉菌」、悪い働きをする「悪玉菌」、善玉菌か悪玉菌の優勢なほうに加担する「日和見菌」がいます。それぞれの群は、さらに数多くの種類に分けられます。

こうして多様な菌がいることによって、人体に必要なさまざまな物質を生成できますし、多種多様な食品の分解にも対応できるのです。

ですから、善玉菌を増やすのはもちろんですが、彼らの「多様性」を高めること――つまり種類を豊富にすることも重要です。

そこでおすすめなのが、**「発酵食品」を摂取**すること。

発酵食品は、さまざまな善玉菌を増やしてくれます。また、すでに微生物によってある程度分解されているので、消化されやすいという特徴もあります。**日本は「発酵食品大国」**と言われており、優れた発酵食品がたくさんありますよね。これらを活用しない手はありません！

発酵食品は市販品でももちろんＯＫですが、できれば**「手作り」が効果的**です。

手作りだと食品添加物を使わずに済むことに加え、自分の手にいる皮膚常在菌や、自宅に浮遊している細菌などもコラボされるので、発酵過程で「自分に合った菌」が増えていきます。

こうして自分の体質にあった形で、多様な善玉菌を増やすことができるのです。

腸内細菌について学び始めてから、私自身、いろいろな発酵食品を手作りするようになりました。

手作りの発酵食品は、同じ素材や分量でも、作り手の持つ菌などによって、まったく違った味わいになります。そんな面白さにすっかりはまって、発酵食アドバイ

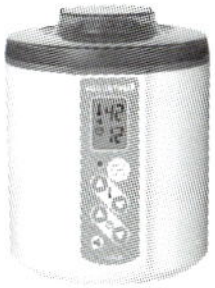

おすすめGoods
ヨーグルティアS
（TANICA）
甘酒など発酵調理に大活躍。

ザーの資格まで取得しました。
甘酒、納豆、塩麹、醤油麹、ヨーグルトなどは、市販の「発酵食メーカー（ヨーグルトメーカー）」にお米、大豆、麹などを入れるだけで、簡単に作れます。興味があればぜひチェックしてみてください。

腸内細菌について学べば学ぶほど、私は実感しました。

「生命って、微生物との共生なんだな」と――。

私たちの体には、細菌を主とする膨大な数の微生物が生息しています。それらの大半は人体と共生しており、害を及ぼさない「常在菌」です。
腸内細菌のおかげで、私たちは食べ物を消化・吸収することができます。
皮膚にも常在菌がいて、そのおかげで皮膚表面を弱酸性に保ち、健康な肌を維持できています。

健康でいるために「体にいる有用な菌をいかに喜ばせ、彼らを味方につけて共生していくか」を常に意識したいなと思っています。

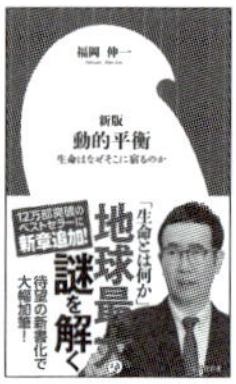

おすすめBook

「新版 動的平衡」（小学館新書）福岡 伸一
生命体の健康を考えるうえでかかせない一冊。

体は食べ物と一体化し、日々生まれ変わる

ある日、本を読んでいてこんな興味深い事実を知りました。

ルドルフ・シェーンハイマー（1898－1941）という生化学者が行った3日間に渡るマウス実験です。当初、成長期でもない成熟した生物にとって、食べ物は体を維持するための「燃料（エネルギー源）」だと考えられていました。

たしかにエネルギー源になる栄養素もあります。しかし摂取したアミノ酸（タンパク質の分子）の多くは、消化分解を経てスピーディに全身のあちこちに散らばり、「細胞の一部」になったというのです。

私たちの細胞のかなりの部分は「タンパク質」でできています。皮膚や髪、筋肉、骨、内臓、血液、爪などもタンパク質を含んでいます。それらの一部は、私たちが食べた物のタンパク質の分子というわけですね。

つまり**「体は食べ物でできている」というのは単なる比喩ではなく、事実**ということ。仮にあなたがチーズを食べたとしたら、あなたとチーズは「一体化」するといっても過言ではないのです。

さらに、細胞の一部になった食べ物の分子は、ずっとそこに定着するわけではないと言います。また新しく食べたタンパク質の分子と入れ代わり、便や尿となって出ていくそうです。マウスの細胞のタンパク質は、たった3日で半分ほどが入れ代わるというから驚きです。

すなわち、体は一時預かり所みたいなもので、「流動体」なのです。人間は大人になっても常に、食べ物や大気から分子を受け取り、体内に取り込んでいます。そしてまたすぐに、それらを新しいものと取り換え続けています。さまざまな分子を交換しながら、日々新しい自分になっているのですね。

肌や髪、爪はもちろん、骨にもターンオーバー（骨代謝）があり、人間は約3〜4年でほぼ全身の細胞が入れ替わると言われています。たとえ見た目にはわからなくても、細胞レベルでは3〜4年で別人のごとく生まれ変わっているのです。

「食べたものが自分の細胞となる」
「食べ物と自分が一体化する」

――そう改めて考えると、食べ物への感謝の思いが自然とこみ上げてくるとと

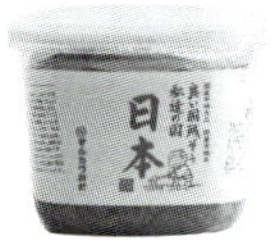

おすすめFoods

日本（マルカワ味噌）
味噌蔵で唯一、蔵つき麹を自家採取し天然醸造している蔵の味噌。

もに、わが子や自分たち家族が口にするものを、より丁寧に選びたいなと思うようになりました。

おのずと日々の食事に関しても、品数の多さや見た目の華やかさなどではなく、素材の質や製法に目が向くように。

良い素材を揃えると「そのおいしさを調理でどう引き出すか」を考えるようになり、前述の発酵食品をはじめ、いろんな料理を手作りするようになりました。

特に日本には、**おいしくて健康的な「和食」という素晴らしい食文化**があります。和食がユネスコ無形文化遺産に登録されたことからも、いかに私たちが恵まれた食文化の中にいるのかがわかりますね。

和食の中でも、私が毎日のようにいただいているのが、発酵食品のひとつである「味噌」です。**味噌は腸内環境を整えてくれるだけでなく「抗酸化力」も高いので、体の酸化による老化や不調を防いでくれる効果もあるのです。**

味噌汁に具材をたっぷり入れれば、さまざまな栄養素も手軽に摂取できます。汁に溶け出した栄養素もまるごといただけるので、無駄もありません。

このように、よく考えて食べものを選ぶようになったおかげか、結婚前は超不健

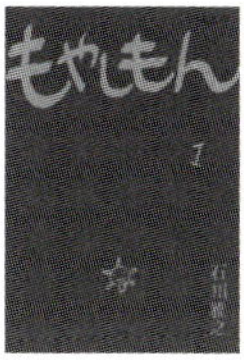

おすすめBook

「もやしもん」（講談社）
石川雅之
発酵食を楽しく理解できる漫画。

康だった私の体調が、ものすごく良くなりました。

一生治らないと言われていた「ストレス性喘息」も、なんと娘が2歳の頃に完治したのです！　常に体調がすぐれず、いつも頭痛や生理痛、風邪などに悩まされていたのも嘘のように、今ではすこぶる元気です。

喘息も頭痛も生理痛も、特別な治療はしていないのですが治ってしまいました。

回復できた理由としては、やはり**食生活などを変えたおかげで体質が変わった**のだろうとしか思えないのです。

私たちの細胞は、食べたものによって日々生まれ変わっている。だからこそ、

「人間はいつからでも、食べるものを変えることによって、自分の体を自分自身で変えることができるんだ」

と気付きました。

MEDICAL ANSWER

ホリスティックドクターからのアドバイス

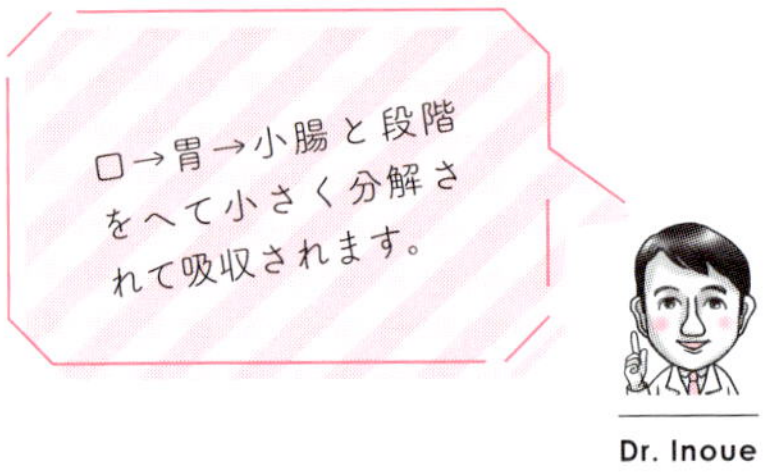
口→胃→小腸と段階をへて小さく分解されて吸収されます。
Dr. Inoue

QUESTION

Q

食べ物はどんな流れで消化・吸収されるの？

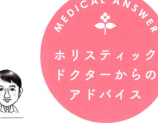

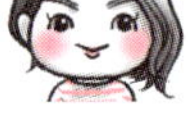

A

食べたものの消化・吸収は、簡単に言うと次の流れで行われます。

口に入った食べ物は、まずは唾液に含まれる「消化酵素」によって小さく分解され、さまざまな栄養素になります。たとえば、タンパク質が「アミノ酸」になるなどですね。

そして食道から胃に移動後、「胃酸」やさまざまな消化酵素によって、さらに小さく分解され、ドロドロに溶かされます。

次いで小腸に行き、そこでも消化酵素だけでなく、「腸内細菌」などの力も借りて分解されます。

このように何度も分解を繰り返すのは、**大きいと栄養素を体に「吸収」で**

きないからです。

栄養素は、主に小腸にびっしり生えている絨毛同士の「隙間」から体内に吸収されますが、小さい分子でないと隙間を通れないのです。

こうして、分解を何度も繰り返しながら小さい粒子まで分解された栄養素は、小腸の絨毛の隙間から体に吸収されます。

一方、**有害物質や病原体、消化（分解）が不十分で大きいものなどは、小腸から大腸に運ばれ、便や尿となって排出**されます。

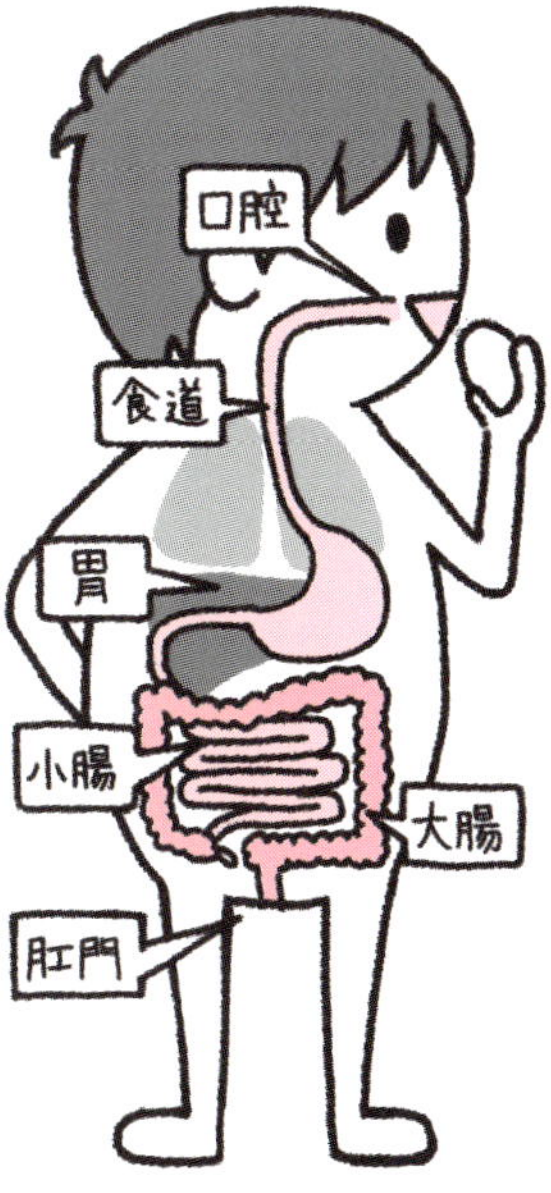

QUESTION

Q 「リーキーガット症候群」のせいで、有害物質が体に取り込まれやすくなるって本当？

日頃から健康的な食事や生活習慣を心がけ、有害物質をきちんと排出できる腸を。

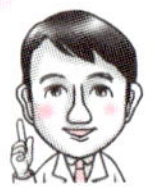

Dr. Inoue

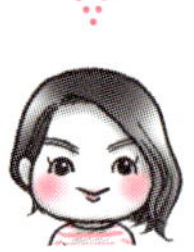

A

食品に含まれる「有害ミネラル」「食品添加物」「残留農薬」「環境ホルモン」などは、体内に蓄積すると言われています。近年、自己免疫疾患（※）が増加しているのも、有害物質が一因だとする説もあります。しかしながら、すべての有害物質を完全に避けることは難しいのが現状です。

よって、有害物質を徹底的に避けることを考えるよりも、**たとえ摂取してもそれをきちんと消化し、「解毒」できる体に整える**ことが、いちばんの対処法となります。ところが、現代人には「リーキーガット症候群（腸漏れ症候群）」と思われる人が急増しており、有害物質をスムーズに排出できない人が非常に多いと考えられます。

リーキーガット症候群とは、腸に炎症が起きて本来なら体内に取り込まれにくい物質が腸の壁を通して取り込まれやすくなる疾患です。前ページで解説したように、

自己免疫疾患
免疫機能が、自分の正常な細胞や組織に対しても過剰に反応し、攻撃してしまうことで起こる疾患（例：関節リウマチ、全身性エリテマトーデス、ギラン・バレー症候群、クローン病、バセドウ病、橋本病など）。

体に吸収される食べ物は本来、よく分解されたうえで必要と判断された栄養素だけです。しかしリーキーガッド症候群の人は、腸から有害物質や分解が不十分なものまで小腸から血中に漏れ出し、体内に巡ってしまうのです。

体内に有害物質や大きなタンパク源が取り込まれると、免疫細胞がこれを異物と見なして攻撃し、**アレルギーなどを発症**することがあります。

また有害物質が体に吸収されると、高血圧や糖尿病、ガン、原因不明の体調不良など、**さまざまな病気も発症**しやすくなります。

腸がこのような状態になるのは、腸の壁で「炎症」が起きるからです。

では、なぜ炎症が起きるのでしょう？　それは、腸の不調による未消化物（分解不足のもの）の残留や胃酸不足、悪玉菌の増加、有害な食品などが原因です。ですから、腸に炎症が起きないように、日頃から健康的な食事や生活習慣を心がけ、有害物質をきちんと排出できる腸を目指しましょう。

なおリーキーガッド症候群と診断できる直接的な検査は、現段階ではありません。調べる場合は「遅延型フードアレルギー検査」をはじめとするいくつかの検査（保険外の検査になります）を組み合わせて検査することによって、おおよその傾向を把握する形になります。まずは次のページで腸を整える秘訣をチェックしましょう。

QUESTION

Q 腸を健康にするには、どうしたらいいの？

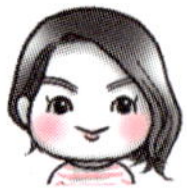

A

腸を元気にするには、次のことを心がけましょう。

バランスの良い食事をよく噛んで食べること。運動と睡眠も大事です。

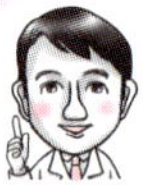

Dr. Inoue

●腸内細菌の割合バランスを整える

腸内の善玉菌を増やすには、バランスの良い食事が基本。特に76ページの「まごわやさしいよ」に該当する食品を積極的に食べましょう。

また善玉菌を活性させるには、食物繊維の一種である「オリゴ糖」や、適度な水分を摂取することも必要です。

●腸に届く前に食べ物をよく「分解」する

食べたものは小腸でも分解されますが、小腸にだどり着く前に、ある程度は分解されている必要があります。分解が不十分なものが腸に増えると、これを悪玉菌が食べて増殖し、腸の不調やリーキーガット症候群につながりかねません。

よく噛んで食べると、「消化酵素」を含む唾液の分泌量が増えるので、分解をサポートしてくれます。また「胃酸」も分解を担っているので、胃酸の分泌を増やす梅やレモンを摂取するのも効果的です。

●腸の運動を促す

排便は腸が動くことで促されるので、腸を動かすことも大切。食生活がバッチリでも、体を動かさないと腸も動きません。普段から無理のない運動を心がけましょう。また、ストレスが多すぎると腸の動きが弱まるので、睡眠時間を十分に確保するとともに、運動や趣味でストレスを発散しましょう。

●腸壁を整える

いろんな要因で腸の中で炎症が持続すると、腸壁のバリア機能が弱まり、リーキーガット症候群につながります。まずは、前述した方法で腸を整えましょう。加えて、砂糖や食品添加物が多い食品、小麦に含まれるグルテンは、腸壁にダメージを及ぼす一因にもなりうるので食べ過ぎないように。

QUESTION

Q 有害物質について、もっと詳しく教えて！

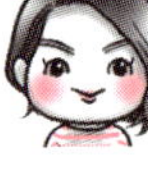

食品に含まれる有害物質には、たとえばこれらのものがあります。

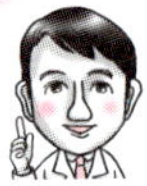

Dr. Inoue

A

●有害ミネラル

ミネラルは生命活動に欠かせない栄養素ですが、水俣病の原因となった「有機水銀」や、イタイイタイ病の原因となった「カドミウム」など、生体に有害なものもあります。有害ミネラルの多くは「重金属」で、体内に入ると蓄積していく性質があります。元素なので「分解」もできず、体外に排出されにくいのです。

水銀などは「消化酵素」の働きを阻害することがわかっており、それが原因で腸内の免疫細胞が正常に機能せず、アレルギーにつながるという見解も。特に遅延型アレルギーは、有害ミネラルとの関連も強く疑われています。また有害物質は、体内で他の物質と反応しやすく、それが体内での炎症などを招くこともあるようです。

●食品添加物

食品の保存・着色・香りづけなどに使用される「食品添加物」には、安全なものもありますが、発がん性や免疫力低下と関連する成分があると指摘されています。

なお、食品添加物の表示方法は、同じ目的の成分は「一括表示」が認められています。たとえば化学合成された調味料は、添加物として取り扱われ、「アミノ酸」など4つのグループに分類されています。そして仮に何十種類もの成分が含まれていようと、それが同じグループの化学調味料なら「調味料（アミノ酸等）」などとひとくくりで表示し、カッコ書きでグループ名を表示すればOKなのです。

●環境ホルモン

身のまわりにある、生体に有害な影響を引き起こす作用を持つ物質です。口や鼻、皮膚から体内に侵入してホルモンの働きを妨げます。性機能や発育を乱すと言われ、母体から子供に引き継がれる性質もあります。プラスチック製品やインスタント食品の容器などにも、同様の物質が含まれていると指摘されています。

●残留農薬

農作物に使われた農薬が、食べられるまでに除去されず残ったもの。農作物の成長段階で、病気や害虫被害を防ぐために使われる農薬だけでなく、収穫後にカビや害虫を防ぐために散布される「ポストハーベスト農薬」の影響も懸念されています。

アレルゲンになりやすい卵、乳製品、小麦などは急いで与える必要はありません。
Dr. Inoue

QUESTION

Q

離乳食で気を付けたいポイントを教えて

A

唾液の中に含まれる消化酵素「アミラーゼ」は、生後6カ月頃から分泌されます。こうした理由もあって、離乳食を始める時期も生後6カ月頃が目安と言われていますが、個人差があるので正解はありません。

離乳食の開始時期は**「歯が生えてきたか」「よだれの分泌があるか」「首が座っているか」「大人の食事に興味を示すか」**などを見て判断しましょう。

赤ちゃんは消化機能が未熟なので、まずは消化に良いおかゆから与え、慣れてきたら野菜、白身魚、豆腐などもすりつぶして少しずつ与えます。

各食材を与え始める時期は、歯の生え具合や咀嚼状況などを見ながら判断しましょう。参考までに言うと、「前歯」は野菜を、「犬歯」は肉や魚を、「臼歯」は穀物を主に咀嚼する役割があります。ただし卵、乳製品、小麦などはアレルゲンになりやすいので、急いで与える必要はありません。特にアレルギー体質の家族がいる場合、子供もアレルギーを発症する可能性が高いです。仮にアレルギーの心配がないとしても、乳製品に含まれる「ガゼイン」や、小麦に含まれる「グルテン」は消化しづらいタンパク質なので、胃腸が未熟な乳児には負担大です。とはいえ、これらの食材をずっと避け続けていると、いずれ食べたときに免疫細胞が過剰に反応し、アレルギーを起こしやすいのも事実。離乳食の進み具合で、お子さんの様子を見ながら少しずつ与えていきましょう。

その場合、タンパク質は「アミノ酸」に分解されやすい状態で与えるとベターです。ミンチやペースト状にしたり、煮こごり、塩麹または玉ねぎ漬けにすることで、タンパク質をアミノ酸へと分解できます。なお**初めて挑戦する食材は、1日1種類**としましょう。初めての食材を1日2種類以上食べると、アレルギー反応などが出た際に、原因の食材を特定しづらくなるからです。万が一、強いアレルギーが出た場合に対応できるように、挑戦するのは昼間の離乳食の時が良いでしょう。また体調がすぐれないときに、慣れないものを口にすると体調が悪化しやすいので、**初めての食材はお子さんが元気なときに**与えましょう。

家族の笑顔や声がけなどで、お子さんが食事の時間を楽しく過ごし、「食べることは楽しい」というイメージを持ってもらうことも大切にしたいものですね。

Column

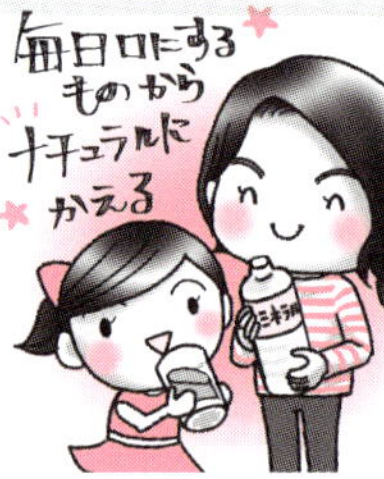

わが家のナチュラルケア

１００％オーガニック食品で揃えるのは難しいもの。そこで、まずは毎日のように口にする「調味料」「お米」「お水」「お茶」から変えると効率的です。

水

体の約60~70％は水でできていると言われています。水道水は殺菌のために塩素が入っているので、飲用にはミネラルウォーターや浄水器の水を使います。我が家は、脱塩素のシャワーヘッドや、入浴時のアスコルビン酸中和などバスタイムにも気を使いました。

お米・お茶

普通のお米やお茶は、実はかなりの農薬を使用して作られています。うちの子は過敏な体質なので、念のため無農薬のものを選んでいます。そして、その方が断然美味しかったりもします。

調味料

原材料表示に「調味料（アミノ酸等）」「カラメル色素」「乳化剤」などが書かれているものは避けます。伝統製法に基づいて、シンプルな原材料でできたものがベスト。

おすすめService

マクロビオティックWeb
https://macrobioticweb.com/
マクロビ素材がいろいろ揃う。野菜だしは我が家の定番。

おすすめGoods

ヤマロクしょう油
http://yama-roku.net/
木樽にこだわる創業150年の蔵。

CHECK LIST

調味料の原材料表示例

味噌

○ 伝統製法
大豆、米、食塩

△ 量産製法
大豆、米、食塩、●●エキス、調味料（アミノ酸等）……

醤油

○ 伝統製法
丸大豆、小麦、食塩

△ 量産製法
脱脂加工大豆、アミノ酸液、ブドウ糖化液、カラメル色素……

みりん

○ 伝統製法
もち米、米麹、焼酎

△ 量産製法
米、米麹、アルコール、食塩、酸味料、調味料（アミノ酸等）……

Column

腸内環境を整える食品「まごわやさしいよ」

ま

（豆）

大豆・大豆製品、あずきなどの豆類（主にタンパク質、マグネシウム）

ご

（ごま）

ごま、クルミ、アーモンドなどのナッツ類（主に不飽和脂肪酸、ビタミンE）

わ

（わかめ）

わかめ、昆布、海苔などの海藻類（主にヨード、カルシウム）

や

（野菜）

緑黄色野菜、果物など（主にベータカロテン、ビタミンC）

さ

（魚）

小魚（カルシウムなど）、魚、貝など（主にタンパク質、亜鉛）

し

（しいたけ）

しいたけ、しめじなどのきのこ類（主に食物繊維、ビタミンB群）

い

（イモ）

じゃがいも、さつまいもなどのイモ類（主に食物繊維、炭水化物）

よ

（ヨーグルト）

ヨーグルト、キムチ、味噌などの発酵食品

CHAPTER 3

第3章

スキンケアのこと

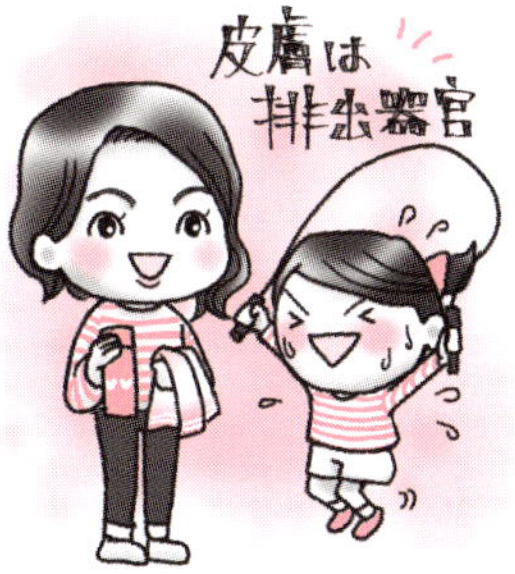

• EXPERT ADVISORS •

担当ドクター・間山真美子先生

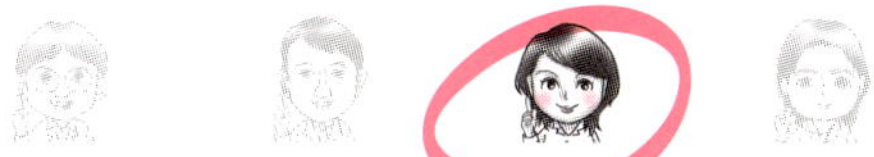

Dr. Kawashima　Dr. Inoue　Dr. Mayama　Dr. Harada

EPISODE TALK

自分の体験から学んだこと

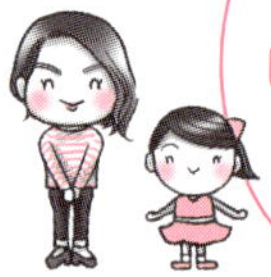

「全身性びらん」で、包帯ぐるぐる巻きの娘

乳児湿疹が治らず、6カ月でアレルギー検査をして、**重度の「食物アレルギー」と「アトピー性皮膚炎」**が判明した娘。

娘のアトピーは湿疹やかゆみだけでなく、生後4カ月から全身の「びらん」を伴うほどの重い症状でした。

びらんとは、わかりやすく言えば「ただれ」のこと。皮膚はむけて真っ赤、そこからジュクジュクとした滲出液（※）が出ている状態です。特に重症だったのは、顔全体、首、脇、脚などでしたが、全身の皮膚がどこもかしこもジュクジュク……。

さわると痛そうで、娘を抱っこするのも恐る恐るでした。

日頃の処置としては、患部を包帯でぐるぐる巻きにします。アトピーはかゆみを伴うので、皮膚をかきむしって余計傷つけないように、手にはミトンのようなものもはめていました。ただ、顔は包帯を巻けません。常に真っ赤でビチャビチャな顔がむき出しで、見るのもつらいほどでした。

滲出液
炎症などによって、組織や細胞からしみ出た液体。

お散歩に連れて行くたびに、バギーに乗った娘の顔を目にした人々から「え⁉」という表情をされたり、「そんなになってかわいそうに」「病院には行っているの？」などと言われたりして、〝ダメ親〟の烙印を押されたように感じる日々……。

でも**ステロイドは、私自身が喘息や皮膚疾患の治療で使用し、その威力とともに副作用や依存のリスクも体験していたので、子供には安易に使いたくはありませんでした。**

「もう少し見守ろう」とは思うものの、人々からの好奇の目や傷つく言葉に、私の心はいつも猛烈にかき乱されるのでした。

包帯は、沐浴後などに毎日交換する必要があります。ですが普通に包帯をはがそうとすると、滲出液と包帯がくっついてガビガビに固まっているので、うまくはがせません。そのため娘を抱っこしてぬるま湯に漬け、皮膚をふやかしながら包帯をはがしていました。

痛々しい姿の娘を抱っこしながら、その作業を毎日繰り返すのが本当につらくて、毎回のように泣きながら包帯を取り換えていました。

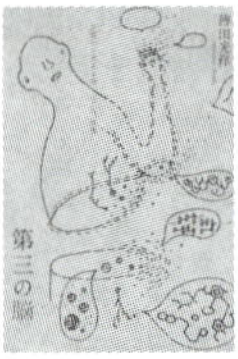

おすすめBook

「第三の脳――皮膚から考える命、こころ、世界」（朝日出版社）傳田 光洋
皮膚は第3の脳。賢くて重要な臓器。

でも不思議なことに、娘は機嫌が良いのです。ギャンギャン泣くこともないし、むしろニコニコと笑っている！

まだ話せなかったので真相はわかりませんが、ただれているのできっと痛くてかゆいはずだし、全身ぐるぐる巻きで不快なはずなのに……。

娘の笑顔は、私にとって大きな救いでした。彼女は元気でたくましく、まるで「病人扱いしないでね」と言っているかのよう。

そして、ふと疑問に思ったのです。

「娘はなぜか笑顔……いったい、このジュクジュクの滲出液は何者なの？」

滲出液の正体を探るべく、私は皮膚生理学を学びました。

そこで初めて知ったのが、**皮膚は「バリア機能」を担っているだけでなく、体に不要なものを出す「排出器官」でもある、**ということです。

娘はあいかわらず笑顔で元気だし、「滲出液によって不要なものを排出しているなら、悪い現象ではないのかな」と考えると多少はほっとしました。

しかし皮膚生理学を学んだことによって、**皮膚からの「経皮吸収」が「食物アレルギー」の一因**であることも同時に知って焦りました。

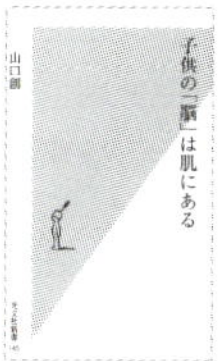

おすすめBook

「子供の『脳』は肌にある」（光文社）山口創
心を育てるのには肌が重要だという話。

アトピーやケガなどで皮膚が損傷していると、そこから食べ物が吸収されるリスクが跳ね上がるというのです。

体は包帯を巻いていたとはいえ、顔はジュクジュクの皮膚がむき出しの状態。

「このままじゃ、ただれた皮膚からアレルゲンが侵入しやすくなる……」

「なんとしてでも、絶対に治さなきゃ！」と強く思いました。

ステロイドを塗り、体に「正しい排出口」を認識させる作戦に！

不要な老廃物が、滲出液という形で排出されているとはいえ、本来なら皮膚からではなく、「尿」や「便」という形で排出されるのが望ましいわけです。

そこで考えたのが、こんな作戦！

体に、皮膚ではなく腸など別の排出ルートに目を向けさせて「出口はこっちなんだな」と認識させるのです。

そのためには、皮膚からの排出口をいったん徹底的に閉じる必要があると考えました。その手段として活用したのが、皮膚科で処方していただいた**「ステロイド外用薬」**です。

前述のように、私はステロイドの副作用を身をもって知っていたので、子供には一度もステロイドを使ったことがありませんでした。

でも、皮膚の出口をブロックするために、意を決しました。

「2週間だけ」と決め、毎日朝晩ステロイドを患部に塗り続けたのです。**用法・用量は皮膚科の先生の指示に従い**、処方されたステロイドをきっちり使い切りました。

すると、なんとびっくり！　ステロイドを塗り始めてわずか3日ほどで、皮膚のむけていた部分が閉じ、かなりきれいになったのです。

1週間～10日ほど経った頃には、びらんの痕跡もわからないほど、すっかりきれいな皮膚になりました。子供は肌の再生が早いと聞きますが、それはまるで魔法のようでした。

ただし、**それだけ効果があるということは、裏を返せば副作用もあるということを忘れてはなりません。恩恵を活かしつつも副作用を最小限に抑えるために、日頃**

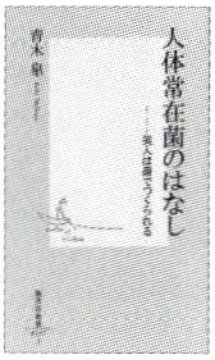

おすすめBook

「人体常在菌のはなし ― 美人は菌でつくられる」(集英社新書)青木皐
健康も美肌も皮膚常在菌のおかげ。

の生活習慣などによって、体内の「排毒力」を高めることも必要です。

ステロイドの使用は、予定どおり2週間できっぱり終了。その後は、皮膚科で処方された**「保湿剤」だけを全身にたっぷり塗り、肌バリアを補強**することによって、引き続き皮膚の排出ルートをブロックするようにしました。

その結果、体が「出口は皮膚じゃないんだな」と認識したのでしょうか。以後も、滲出液が全身からドロドロと出ることはなくなったのです！

このとき処方されて使った保湿剤は**「プロペト」**という、かなりべったりした軟膏です。市販品では**「白色ワセリン」**として販売されています。

基本的には毎日朝晩しっかり保湿し、食前と食後にも口まわりにプロペトを塗って、食べ物が皮膚に吸収されないように保護しました。また随時、少しでも皮膚に乾燥してかさついている部分があれば、保湿するようにしました。

もうひとつ心がけたのが、**「汗」を放置しないこと**です。汗をかいたらすぐに沐浴。夏は風通しの良い衣類に素足、冬も厚着はさせずオーガニックコットンの肌着を着させて、熱がこもらないようにしました。

こうしたケアをする中でポイントと感じたのが、肌がべたつく夏を除いて、「朝」

の保湿をしっかり行なうことです。

入浴後は保湿をする方が多いと思うのですが、うちの子の場合は特に「外出前の保湿」が、かなりよい結果につながったように思います。ちょっと大変ですし、個人差もあると思いますが、これにはたしかな手ごたえを感じました。

こうして2週間のステロイドと保湿作戦によって、全身びらんの卒業に成功！　娘が2歳のときでした。

その後も保湿だけは抜かりなく続けたところ、かゆみや湿疹といったアトピー症状も改善していき、3～4歳ごろにはすっかり落ち着きました。

今ではみちがえるような美肌に

現在、娘は9歳。アトピーはすっかり沈静しています。最近よく使う保湿剤は、全身に使えるオーガニックの「シアバター」や「ホホバオイル」です。オーガニックの保湿剤はたくさんありますが、私は子供に使うものには極力シンプルな成分のものを選んでいます。

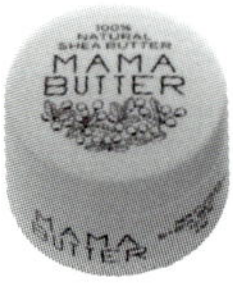

おすすめGoods

ママバター
（ビーバイイー）
シアバター100％。どこにでも使える保湿アイテム。

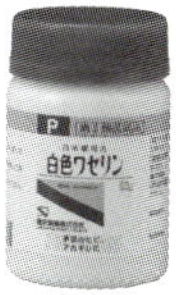

おすすめGoods

白色ワセリン
（健栄製薬）
どの薬局でも手に入る保湿剤。ワセリンのなかでももっとも純度が高い。

ただし、**オーガニックというのは、優しいイメージをお持ちの方が多いと思いますが、じつは効能がパワフルなものも多く、肌が弱っているときや子供には刺激になる場合もあります。**

ですから食生活の乱れや季節の変わり目などで、一時的に湿疹が出たりしているときは、精製によって不純物を取り除いたスキンケアのほうが安心と考えています。その場合は、処方の保湿剤「プロペト」や、市販の「白色ワセリン」などを塗っています。

かつては、道行く人に同情されるほどのアトピー肌だった娘。

でも今では、美肌といっても良いくらいのすべすべ肌に生まれ変わりました。

「ステロイドは怖い」と思っている親御さんも多いと思いますし、たしかに長期使用をすると副作用の危険を伴います。しかしあまり頑なに拒まず、必要なときは期間を限定して、うまく活用してみるのも手です。

普段はナチュラルケアを基本としながらも、状況によってはそこに執着せず、西洋医学も活用する。私もそんな柔軟な姿勢で、子供や自分たち家族の健康に向き合いたいと思っています。

MEDICAL ANSWER

ホリスティックドクターからのアドバイス

子供は皮膚のバリア機能が未熟なので外部から刺激物やアレルゲンが侵入します。

Dr. Mayama

QUESTION

Q

「アトピー性皮膚炎」って何ですか？どうして発症するんですか？

A

「アトピー性皮膚炎」とは、良くなったり悪くなったりを繰り返す、かゆみのある湿疹を主病変とする疾患のことです。

一般的な「湿疹」との区別が難しいのですが、顔や体の左右対称に湿疹があり、なおかつ乳児で2カ月以上、その他で6カ月以上続く場合を、アトピー性皮膚炎と定義しています。その他は、慢性あるいは急性の湿疹と定義されます。

アトピー患者の多くは、次の①または②の「アトピー素因」を持っています。

①家族歴・既往歴（気管支喘息、アレルギー性鼻炎・結膜炎、アトピー性皮膚炎のいずれか、あるいは複数の疾患）

②IgE抗体を産生しやすい素因

アトピーの原因はまだ明確にはなっていませんが、前述のように家族にアレルギー患者がいるなどの「体質」がまずあります。

もう一つの大きな原因は、**皮膚の「バリア機能」の弱さ**です。特に子供は皮膚が薄く、バリア機能が未熟なので、アトピーを発症しやすいのです。

私たちの肌のいちばん外側には「角質層」があり、これがいわゆる「肌バリア」となって、異物や雑菌などが体内に侵入しないように保護してくれています。

しかし肌バリアが弱いと、外部から刺激物やアレルゲンが体内に侵入しやすくなります。こうして何らかの異物（食品、花粉、化学物質などさまざま）が体内に入ると、免疫細胞がこれを敵と見なし、それを撃退する「IgE抗体」を作ります。

IgE抗体は、皮膚のあちこちに分布している「肥満細胞」にくっつき、アレルゲンが再び入ってくると「ヒスタミン」などの化学物質を放出します。すると炎症が起こり、かゆみなどの症状が現れるのです。

よって間接的には、**「免疫」のバランスを崩すような生活習慣も、アトピーを助長する一因**になると言えます。また、かゆいからといってかくと、皮膚が傷付いてより肌バリアが弱まり、ますますアトピー症状が重くなるという悪循環に……。

なお肌バリアが弱いと、そこからアレルゲンが侵入しやすくなるので、食物アレルギーを発症するリスクも高まります。

QUESTION

Q

アトピー性皮膚炎を防ぎ、健やか肌に導くスキンケア方法は？

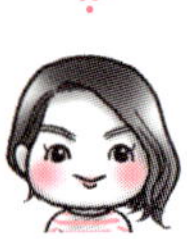

アトピーを防ぎ、元気な肌に整えるには、次のケアを心がけましょう。

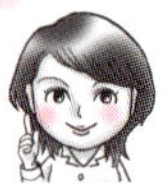

Dr. Mayama

A

●洗いすぎない

肌を洗いすぎると、角質層の「バリア」や「保湿」を担っている物質まで流出してしまいます。なお、乾燥肌はアトピーの典型的な症状です。

ですから必ずしも毎日、洗浄剤を使って全身を洗う必要はありません。洗浄剤を使うのは汗や皮脂の多い部位だけ、とする方法もあります。ただし新生児は皮脂が多いので、生後2～3カ月頃までは洗浄剤を用いるほうがスムーズでしょう。

●保湿剤で肌バリアを補強する

皮膚から刺激物質やアレルゲンが侵入すると、アトピーになりやすくなります。生後すぐから入浴後などには保湿剤を塗り、肌バリアを補強しましょう。

保湿剤は「ワセリン」のほか、ワセリンの純度と使用感を高めた「プロペト」や「サントホワイト」もおすすめ。いずれも、処方薬のほか市販品もあります。

アトピー患者は生まれつき、肌バリアを司る細胞間脂質の主成分「セラミド」が少ないとも言われ、セラミド配合のベビー用または低刺激性の保湿剤も◎です。なお「びらん（ただれ）」で皮膚がジュクジュクしている場合は、シャワー浴で皮膚を清潔にした後、軟膏を塗ってガーゼや包帯で保護します。

●水道水の塩素を除去する

水道水に消毒剤として含まれる「塩素」には、タンパク質を壊す作用があります。肌もタンパク質でできており、肌の弱い子は水道水が悪影響になることもあるので、浄水器やミネラルウォーターの利用を。浴槽のお湯は、アスコルビン酸（ビタミンC）を小さじ2杯ほど入れるだけでも塩素を中和できます。

●必要に応じて、短期間だけステロイドを活用

ステロイドは皮膚疾患などに強力な効果がある反面、常用すると免疫や自己治癒力が低下し、アトピーの悪化や副作用を招くことも。

とはいえ原因がわかっている症状に〝短期的〟に使う分には、心強い味方となります。医師に処方頂いた場合は、期間を限定して正しく使いましょう。

QUESTION

Q

「かゆみ」や「紫外線」を防ぐ正しい方法は？

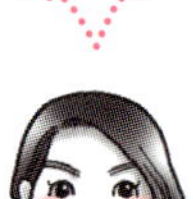

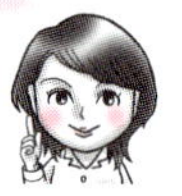

> 患部を冷やすと血管が収縮し、かゆみ物質の「ヒスタミン」が出にくくなります。

Dr. Mayama

A

アトピー性皮膚炎やアレルギーなどで皮膚がかゆくなると、ついかきむしりたくなりますが、かくと余計にかゆみが強くなってしまいます。

患部を冷やすと血管が収縮し、かゆみ物質の「ヒスタミン」が出にくくなるので、冷たいタオルなどで患部を冷やすとよいでしょう。

かくという行為は気持ちがよく、やめるのが難しいもの。ツボ押しやキャリアオイルを使って、摩擦をおこさないやさしいマッサージなど、別の気持ちいいことをして、子供の意識をかゆみからそらすのも有効です。

かゆみをできるだけ防ぐには、次の点にも注意してください。

●皮膚の汚れを放置しない

皮膚の汚れや汗は、アトピーやかゆみを悪化させるので、体を清潔に保ちましょう。ただし洗いすぎには要注意！

●温度と湿度を適切に保つ

暑さや寒さが刺激となって、かゆみの原因になることもあるので、温度管理に注意しましょう。また空気が乾燥すると、肌も乾燥しますが、湿気が多すぎるのもカビなどの原因になるので、湿度も適切に調節を。

●入浴後にしっかり保湿する

入浴後は肌が乾燥してかゆくなりがちなので、保湿剤をしっかり塗って肌バリアを補強しましょう。

●皮膚刺激となる衣服を着ない

化学繊維やウールなどの衣類は、かゆみの原因になりやすいので、オーガニックコットンなどの天然素材がおすすめです。

●ストレスを溜めない

ストレスがかゆみを増長することもあるので、上手に発散させましょう。ときには思いっきり走ったり、汚れたり、叫んだりすることも必要です。

●紫外線対策をする

肌が敏感な子にとっては、紫外線も刺激になる場合があります。

ただし1歳になるまでは日焼け止めは使わず、帽子やシェードなどで紫外線を防いでください。1歳を過ぎたら、レジャーなどで夏に長時間外にいるときのみ、日焼け止めを塗りましょう。子供は肌の再生力が高いので、日常では日焼け止めはそんなにいりません。

日焼け止めはベビー用の優しいもので、石けんで落ちるタイプを選びます。「紫外線吸収剤」は肌への負担が大きいので、UVカット効果は弱めですが、紫外線を物理的に跳ね返す「紫外線散乱剤」を使った日焼け止めが、低刺激でおすすめです。

紫外線散乱剤の種類は、金属アレルギーの人にNGな「酸化亜鉛」よりも「酸化チタン」がベスト。ただし、紫外線散乱剤の経皮吸収性はまだ不明なので、シリカ、レシチン、グリセリンなどで「コーティング」されたものを選ぶとよいでしょう。

また日焼け止めを塗る前に、下地にワセリンなどを塗るとより安心です。

●かゆみを招きやすい食品に注意する

食品にもかゆみに良いものと悪いものがあります。左表を食生活の参考にして、かゆみを増しがちな食品は過剰摂取しないように注意しましょう。

CHECK LIST

かゆみを起こしにくくする ビタミンB、C、核酸の多い食べ物

- □ 納豆
- □ 大豆
- □ ヨーグルト
- □ 玄米
- □ 味噌
- □ アクのない野菜
- □ ニラ
- □ 海藻類
- □ ネギ
- □ キノコ類

など

かゆみの素となりやすい ヒスタミンを多く含む食べ物

- □ チョコレート
- □ 山芋
- □ トマト
- □ キウイフルーツ
- □ ほうれん草
- □ ピーナッツ
- □ とうもろこし
- □ ポテトチップ
- □ そば
- □ その他加工食品全般

など

※食べるものは個人の体とそのときの状態によって合う合わないが異なりますので、この限りではありません。

QUESTION

Q

「自前のステロイドホルモン」を分泌し、元気な肌と体を手に入れるコツは？

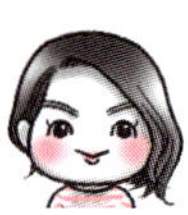

自力でステロイドホルモン（副腎皮質ホルモン）を分泌できる力を育むことが重要！

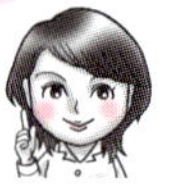

Dr. Mayama

A

腎臓の上には「副腎」という器官があり、血圧、血糖、水分・塩分量などの体内環境を常にちょうど良い一定の状態に保つためのホルモンをつくっています。この中で特に副腎皮質でつくられているステロイド骨格をもったホルモンを「副腎皮質ホルモン」と総称しています。

皮膚科で処方される「ステロイド」は、皮膚治療のために、副腎皮質ホルモンを化学合成によって作った薬です。ステロイドという通称が有名ですが、正確には「合成副腎皮質ホルモン」と言います。

ステロイドは、短期的に使用する分には非常に効果的ですが、**長期使用すると自分で副腎皮質ホルモンを分泌する力が弱まっていき、かえって皮膚症状を悪化**させがちなので要注意です。副作用も懸念されます。

まずは、お子さんが自力でステロイドホルモン（副腎皮質ホルモン）をしっかり分泌できる力を育むとともに、それが浪費されて不足しないようにすることが大切です。そのためには、まずは「副腎疲労」を防ぐこと。

具体的には、次のことを心がけましょう。

●充分な睡眠と早寝早起き（規則正しい生活リズム）

充分な睡眠をとって、副腎をしっかり休ませましょう。

また規則正しい生活を送ることで、体内時計が整って副腎の働きもサポートされます。

●ストレスを溜めない

副腎皮質ホルモンの中でも代表的なのが、ストレスを抑制する「コルチゾール」です。ストレスがかかると、体を守るためにコルチゾールがどんどん分泌され、副腎が疲れてしまいます。ストレスを溜めない生活を心がけましょう。

●「炎症」を起こす食品を控え、健康的な食生活を

腸や皮膚などが荒れて「炎症」を起こしたときも、副腎は炎症を鎮めるために前述のコルチゾールをどんどん分泌するので、疲れやすくなります。

食品添加物、砂糖や人工甘味料、小麦に含まれるグルテン、乳製品に含まれるガゼインなどは炎症を引き起こし、腸を荒らす原因にもなるので控えめに。

●副腎のストレス要因をなるべく避ける

副腎にストレスをかける一因として、次のものが考えられています。

・環境汚染（大気汚染、水質汚染、土壌汚染、放射能、電磁波、花粉など）
・食生活（化学調味料、保存料、農薬、遺伝子組み換え、野菜不足など）
・医療（抗生物質の多用、歯科金属、抗精神病薬など）
・住環境（電波、シックハウス、都市化、柔軟剤、洗剤など）

これらをなるべく避けつつ、体内で解毒可能なものはそうできるように、体を整えておきましょう。

なお新生児の臍帯血から、２００種類以上もの化学物質が検出されたという調査データもあります。現代社会において、化学物質の汚染は避けられないもの。なるべく化学物質の使用を控えると同時に、解毒できる体づくりも大切です。

つづいて、副腎をより元気にするケアを紹介します。

●腸内環境を整える（食生活、食事の時間）

副腎を働かせるには、大前提として食べたものが腸できちんと消化・吸収され、不要な物質などはスムーズに排出される必要があります。

そのためには腸内環境を整えることが大切です。善玉菌を増やす発酵食品や食物繊維をすすんで食べましょう。また腸の細胞を元気にするために、ビタミン、亜鉛、マグネシウムなどもしっかり摂取を。

なお、横になっている姿勢では消化がほとんどできないので、遅くとも就寝の3時間前までには食べ終えてください。

●適度な刺激を与える

細胞内でエネルギーを作っているのが「ミトコンドリア」という器官です。体内のそれぞれの細胞のミトコンドリアが活性化すれば、副腎のサポートも必要なくなります。

ミトコンドリアは、ある程度の負荷を加えられることで「エネルギーを作らなくちゃ！」と元気になるので、適度な運動をしたり、入浴後に軽く水を浴びたりするのも効果的です。

QUESTION

Q 子供の心と脳を育む「タッチケア」って？

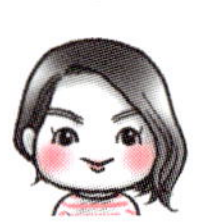

家族とのスキンシップは心の成長や自尊心につながり、脳の発育も促進されます。

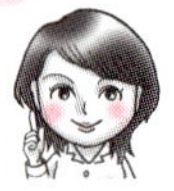

Dr. Mayama

A

「タッチケア」とは、赤ちゃんや子供の肌に優しく触れることによって、心や体の発育を促し、親子の絆を育むスキンシップのことです。

「皮脳同根」という言葉があります。人間の皮膚と脳は、同じ「外胚葉」という細胞から分裂して作られたもので、もとをたどれば同じ出自です。それゆえ**「皮膚と脳」は密接につながっている**、と考えられているのです。

ストレスで肌が荒れたり、マッサージで心が癒されたりするのも納得ですね。つまり皮膚で感じていることは、脳でも感じているということ。

「肌に触れることは、心にも触れること」と言えるでしょう。

特に子供にとっては、家族とのスキンシップが心の成長や自尊心につながり、脳の発育も促進されます。肌と肌が触れ合うと、愛情ホルモンと呼ばれる「オキシトシン」などが分泌されるので、精神的に安定し、社会性なども育まれます。

また親子の深い絆を実感できると、親としての自信にもつながるでしょう。

タッチケアのコツは、お母さんやお父さん自身がリラックスし、**①笑顔で、②目と目を合わせ、③優しく声をかける、**ということが第一です。

いろいろなマッサージ方法があり、動画サイトなどを参考にするのも手ですが、細かい技術にこだわる必要はありません。優しくなでるだけでも充分。お子さんの反応を見ながら、喜んだり気持ちよさそうな様子が見られるポイントや触れ方をおさえ、優しくマッサージしてあげましょう。

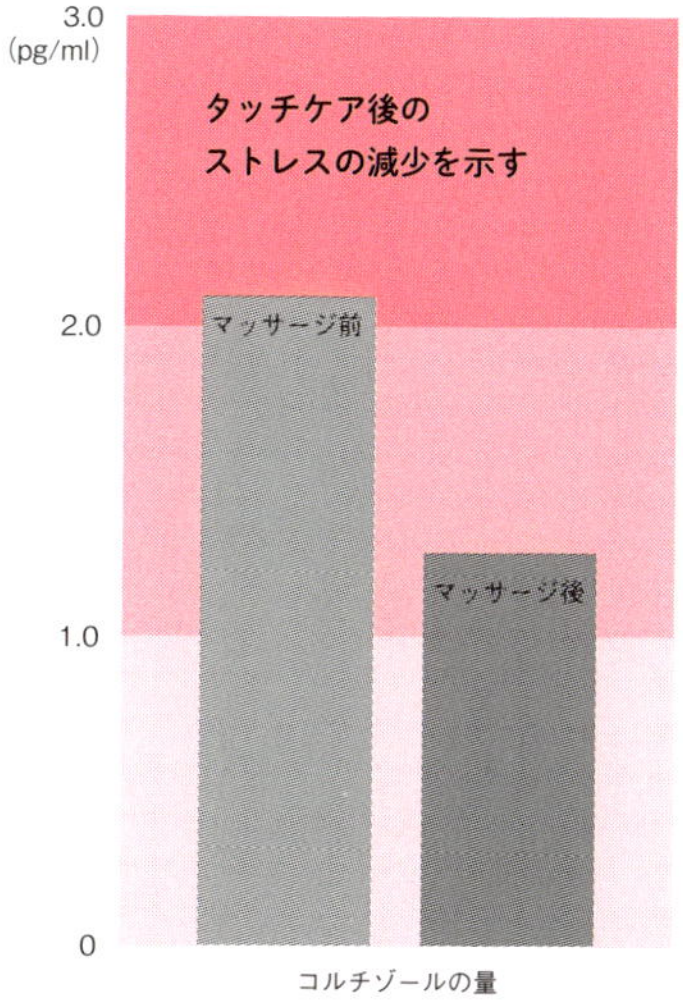

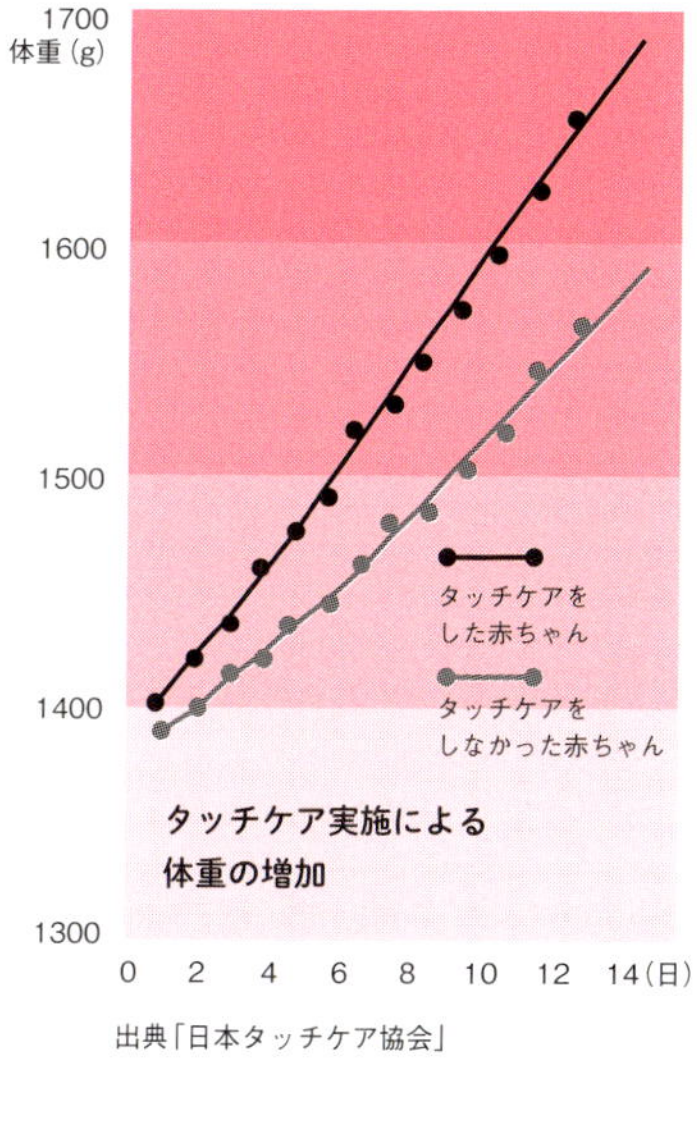

出典「日本タッチケア協会」

Column

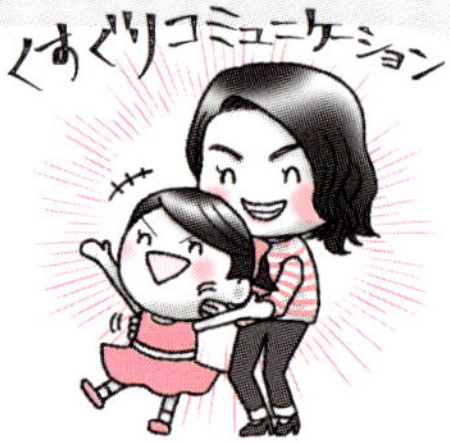

わが家のナチュラルケア

肌を健康に保つ基本は、皮膚常在菌を生かすために洗いすぎないことと、しっかり保湿すること。さらに、体自身が「副腎皮質ホルモン（コルチゾール、体内のステロイド）」をきちんと分泌することも大切です。そのカギは、日頃から「副腎疲労」を防ぐこと。副腎疲労の一因と言われる「ストレス」や「有害物質」を減らし、健やか肌に導くケアを紹介！

たくさん笑って、くすぐって、スキンシップ♪

肌と肌が触れあうと、幸福感をもたらす「セロトニン」「βエンドルフィン」「オキシトシン」などのホルモンが分泌されます。その分、ストレスなどを鎮める「コルチゾール」という副腎皮質ホルモンを消耗せずに済み、副腎疲労の防止にも◎。触れ合いだけでもOKですが、くすぐったりして子供を笑わせるとより効果的！

洗濯洗剤を使わないお洗濯

洗濯は洗剤や柔軟剤を使わず、マグネシウムでできた『ベビーマグちゃん』というアイテムを洗濯機に入れるだけ。マグネシウムと水が反応して生成された「水素を含むアルカリイオン水」が、洗濯物や洗濯槽を洗浄・消臭・除菌してくれます。

歯磨きは重曹＆塩で

歯は「重曹」と「塩」を半々ほどの割合で混ぜたものを、口に極少量含んで磨きます。これらは研磨剤となるほか、重曹には汚れを落とす効果がありますし、塩は歯茎を引き締める効果などがあると言われています。

洗髪は〝湯シャン〟が基本

頭髪の汚れは、お湯だけでもほぼ落ちるそう。わが子はオーガニックのシャンプーを週1回ほど使っていますが、あとはお湯だけで洗う〝湯シャン〟が基本です。シャワーヘッドは脱塩素のできるものを使っています。

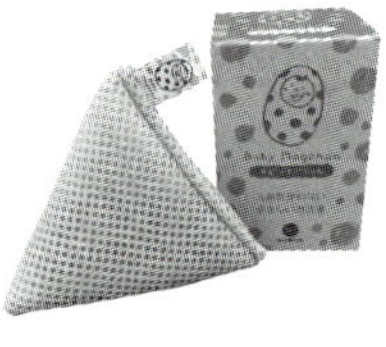

おすすめGoods

ベビーマグちゃん
（宮本製作所）

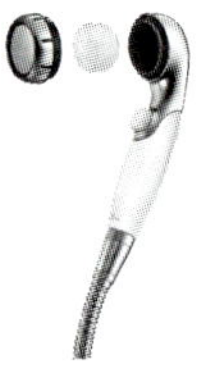

おすすめGoods

ウォータークチュール
（クリンスイ）

CHAPTER 4

第4章

予防接種のこと

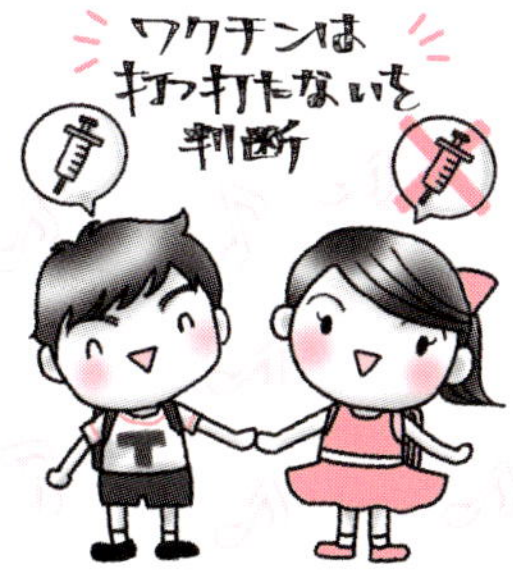

• EXPERT ADVISORS •

担当ドクター・井上宏一先生

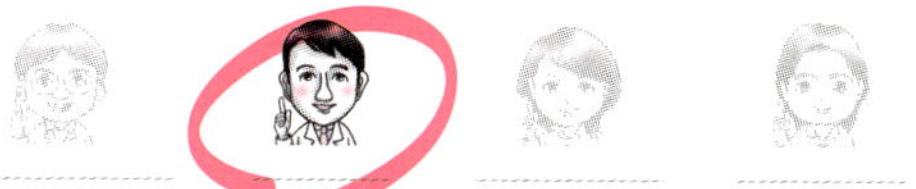

Dr. Kawashima　Dr. Inoue　Dr. Mayama　Dr. Harada

EPISODE TALK
自分の体験から学んだこと

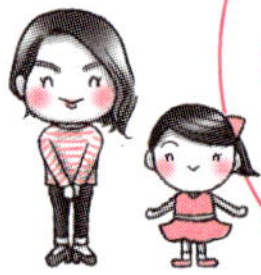

予防接種で、毎回のように「副反応」が……

赤ちゃんが産まれると、かなり早い段階からいろいろな種類の「予防接種」を打つことが推奨されていますね。

うちも娘が1歳半になるくらいまでは、当然のごとく推奨スケジュールどおりに接種させていました。

ところが予防接種を打つと、娘はたいていその日の晩くらいに熱や発疹が出るのです。いわゆる、**ワクチンの副反応**（※）です。1度や2度ならともかく、これがほぼ毎回！

なんだか怖くて、最初の何回かは主治医に電話で相談しましたが「そういう子もいるので、ひとまず様子を見てください」とのこと。

いつもこう言われるので、そのうち「ワクチンを打ったら、発熱も発疹もある程度はしょうがないことなんだ」と、しぶしぶ自分を納得させるようになりました。

副反応
ワクチン接種によって免疫をつけることで発生する、免疫の付与以外の反応のこと。通常の医薬品で言う「副作用」と同様の意味。

とはいえ、副反応でつらそうな娘の顔を見るたびに、モヤモヤとした不安は拭い切れませんでした。

インフルエンザワクチンって、本当に意味があるの!?

毎年冬頃になると、任意接種として「インフルエンザの予防接種を受けましょう」と、あちこちで推奨されているのを耳にします。

しかしうちの娘の場合、受けたくても受けることができません。

インフルエンザのワクチンは、**鶏卵で培養したウィルス**からできており、娘はアナフィラキシーを伴う重度の「卵アレルギー」だったからです。

保育園から「インフルエンザの感染者が○名に増えました」といったお知らせがあると、毎回ハラハラ……。予防接種を打っていないうえに、アレルギー体質の娘ですから、感染する可能性がかなり高いだろうと思っていたのです。

ところが、そんな娘が一向にインフルエンザには感染しないのです!

9歳になった現在も、インフルエンザワクチンは1回も打ったことがないのですが、感染経験も1回もありません。

学校で隣の席のお友達がインフルエンザで欠席したときでさえ、幸運なことに娘は無事だったのです。

予防接種を打つと、たいがい副反応が出てしまう。

一方、インフルエンザの予防接種は打っていないけれど、1回も感染していない。

——こうした今までの状況を振り返ると「予防接種って、本当に全部打つ必要があるのかな……」と、だんだん迷いが生じ始めました。

学んで知った、ワクチンの効果の裏に潜むもの

そこで私は、予防接種についての情報を調べてみました。

すると、効果や必要性が説かれている一方、たくさんの先生がたが、**ワクチンの重篤な副反応や成分の危険性**について警告していることもわかったのです。

実はそれまで、予防接種は定期接種も含め、すべて**打つのが義務なのだと勘違い**していました。

「義務じゃないし、リスクも警告されているなら、なにも律儀に全種類打たなくてもよかったのかも？」――。

こうした経緯から「わが子は予防接種とどう向き合うべきか」を、真剣に検討し始めるようになったのです。

感染症にかかるのは、つらいものですよね。

しかし予防のためにワクチンを打っても、うちの娘は結局、３、４日苦しんで寝込むことになる……。

ということは、予防接種を打っても、打たずに自然感染してしまっても、感染症の種類によっては結局、

「どちらも同じような結果になることもあるのかもしれない」――。

もちろん感染症の種類によっては、単にしんどいだけでなく、ごくまれですが重症化して後遺症が残ったり、最悪の場合、死に至る場合もあります。

しかし予防接種でも、うちの娘のような比較的軽い副反応だけでなく、ごくまれに「脳症」などの重篤な疾患を発症する場合もあるそうです（116ページ参照）。

つまり**打っても打たなくても、ある程度のリスク**は伴うわけです。

「わが子に必要」と判断した予防接種だけを打つ方針に

こうした現実をふまえて、わが家では次のような方針を定めました。

言われるがままに全種類打つのではなく、それぞれの感染症にかかった場合の重症度や、わが子の感染しやすさなどに基づき、「打つワクチン」と「打たないワクチン」を選択しよう――。

たとえば、うちの子は女の子なので、いずれ妊娠したときに「風疹」にかかってしまうと、胎児に障害が現れるリスクが高くなるため、風疹の予防接種は受けようと考えました。

「麻疹」は感染力が高く、重症化すると高いリスクを伴う（122ページ参照）ので、これもまた予防接種を受けています。

他方、日本での発症例が何年もほぼなかったり、かかっても重篤な症状になる可能性が非常に低いと判断した感染症については、**自然感染して「獲得免疫」を得る**のもありだと考え、予防接種を見送ったものもあります。

ただし、

「どの程度の症状から重いものと捉えるのか？」

「感染者全体のうち重症例が何パーセントくらいあれば、危険とみなすのか？」

といった判断は、各家庭の考え方によると思います。

さらに、わが家では今のところ該当しませんが、その子の抱えている背景により「感染する確率」がある程度高い感染症についても、予防接種が必要だと考えています。

たとえば「B型肝炎」は、感染者の血液を通して感染するので、家族やよく接する相手の中にキャリア（ウィルスに感染しているが病気を発症してはいない人）も含む感染者がいる場合、子供にうつるリスクが高くなります（特に出産時の母子感染が多いそうです）。

地域で感染症が流行している場合や、流行地に行かざるを得ない場合なども、その感染症の予防接種を打つつもりです。

以上のように、**各感染症の特徴と、わが子や周辺環境の状況などをふまえ、ひとつひとつの予防接種をじっくり吟味して判断する――**。

そんなスタイルに、わが家は落ち着きました。

予防接種を打つ場合ですが、うちでは娘の精神的負担に配慮して**「同時接種」は基本的に避ける**ようにしています。

今は予防接種の量が増えて、5本同時摂取などもあるそうですが、いっぺんに何本も注射を打たれるのは、大人の私だってイヤ！　ましてや子供ならもっと怖いでしょうし、その経験がトラウマになれば、今後も注射のたびに恐怖心を抱く可能性もあるでしょう。

ですから複数の注射が必要な場合は、わが家では面倒でも日をずらして1本ずつ打っています。

でも、これはあくまでもわが家の例。「これが正解だよ！」とすすめているわけではありません。忙しくて同時接種をせざるをえないご家庭もあるでしょう。あくまでも一例として参考にしてくださいね。

正解はないし、接種しないなら「日頃の生活習慣」が重要

「打つｏｒ打たない」の選択については、決してどちらが絶対的に正しいと言えるものではありません。

お子さんや環境などの事情によって、ケースバイケースだと思います。

ご家族や医師とも相談しながら、よく考えて納得のいく方法を見つけられるのがベストです。

ただ、ひとつ肝に銘じておかなくてはならないことがあります。

それは、予防接種を打たない場合は「より健康的な生活」を送ることが求められ

る、ということです。

打たなかった子は、接種済みの子よりも感染症にかかる確率が高いわけですから、いっそう「免疫」を整え、日頃から感染しにくい体、感染しても軽く済む体をつくる必要があるからです。

たとえばワクチン未接種なうえに、ジャンクフードや冷凍食品ざんまいの乱れた食生活、運動せずに家でゲームばかりの毎日なら、免疫が落ちて感染しても仕方がないですよね。

そんな理由もあって、わが家では日ごろの食事や生活習慣に気を付けて「免疫」のバランスを整え、**感染しにくい体**をつくるように努めています。

また細菌やウィルスと共生する力を養うために、**殺菌スプレーなどで除菌しすぎない、病気になってもやたらと抗生剤を多用しない**、といったことも心がけています。

予防接種を打たない選択をした場合、このように親としていっそうの覚悟が求められます。

一方、たとえ予防接種を打っても、絶対に感染しないわけではないので、油断してはいけません。

予防接種は、言うなれば〝お守り〟のようなものだと思います。接種するにしても、しないにしても、日頃からわが子の健康づくりに気を配りたいものですね。

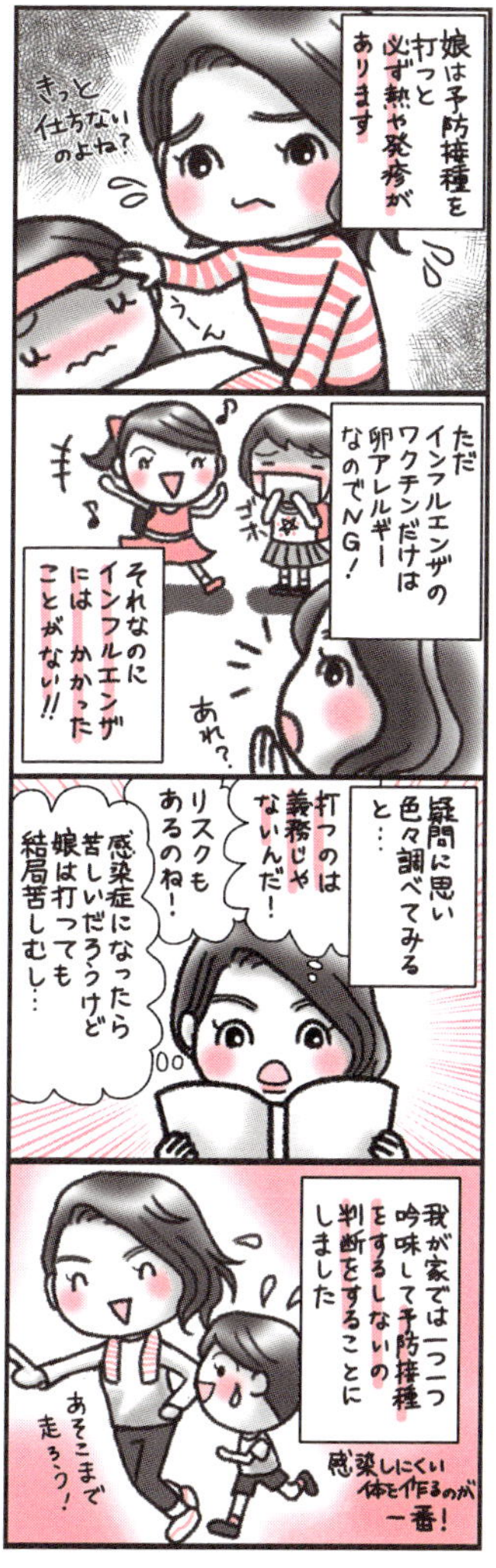
娘は予防接種を打つと必ず熱や発疹があります
きっと仕方ないのよね?
う〜ん
ただインフルエンザのワクチンだけは卵アレルギーなのでNG!
それなのにインフルエンザにはかかったことがない!!
ゴホ
あれ?
疑問に思い色々調べてみると…
打つのは義務じゃないんだ!
リスクもあるのね!
感染症になったら苦しいだろうけど娘は打っても結局苦しむし…
我が家では一つ一つ吟味して予防接種をするしないの判断をすることにしました
あそこまで走ろう!
感染しにくい体を作るのが一番!

MEDICAL ANSWER

ホリスティックドクターからのアドバイス

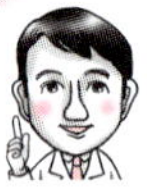

ワクチン任せにせず、普段から免疫を整えるような生活習慣を心がけましょう。

Dr. Inoue

QUESTION

Q ワクチンって、そもそも何ですか？どういう理由で必要なんですか？

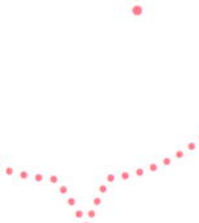

A

「ワクチン」とは主に予防接種に使われる、ウィルスや細菌から作られた薬液のことです。ウィルスや細菌を体内に入れて、軽く感染したような状態にすることによって、その病原体を退治する「抗体」が作られ、感染症予防に効果を発揮します。**ただしワクチンを打っても、感染症を100%防げるわけではありません。**抗体ができにくい人もいますし、抗体が作られてもそれを一生維持できるとは限らず、徐々に減っていくこともよくあります。また抗体があっても、「体全体の免疫」が弱いと感染してしまうことがあります。感染症予防をワクチン任せにせず、普段から免疫を整えるような生活習慣を心がけましょう。

ワクチンには、大きく分けて「生ワクチン」「不活化ワクチン」「トキソイド」の3種類があります。それぞれ得られる予防効果の強さや、予防接種に必要な回数などが異なるので、左表を参考に基本的な特徴をおさえておきましょう。

CHECK LIST

生ワクチン

主成分
ウィルスや細菌を生かしたまま「病原性」を弱めたもの。

摂取回数と抗体の量
病気に軽くかかったような状態になるので、自然感染に近い強さの長期にわたる免疫ができる。十分な免疫ができるまでに約１ヵ月かかるが、接種回数は少なくて済む。ただし効果が強い分、不活化ワクチンやトキソイドよりも副反応が出やすい。

別の種類のワクチンを接種できるまでの期間
接種の翌日から数えて27日以上（4週間）空ける。

例 BCG、麻疹、風疹、MR（麻疹・風疹混合）、水痘、おたふく、ロタウィルス

不活化ワクチン

主成分
ウィルスや細菌を殺して「感染力」をなくしたもの。生ワクチンと異なり複数回の接種をしなければ免疫を維持できない。免疫反応を増強するためのアジュバンド（免疫補助剤）が併用されるものもある。

摂取回数と抗体の量
副反応は比較的出にくいが、複数回の接種が必要。

別の種類のワクチンを接種できるまでの期間
接種の翌日から数えて６日以上（１週間）空ける。

例 ヒブ（インフルエンザ菌b型）、小児用肺炎球菌、不活化ポリオ、四種混合（百日咳・ジフテリア・破傷風・不活化ポリオ）、三種混合（ジフテリア・百日咳・破傷風）、日本脳炎、B型肝炎、インフルエンザ

トキソイド

主成分
細菌の毒素だけを取り出し「毒性」をなくしたもの。

摂取回数と抗体の量
不活化ワクチンと同様

別の種類のワクチンを接種できるまでの期間
接種の翌日から数えて６日以上（１週間）空ける。

例 破傷風、ジフテリア

※破傷風とジフテリアは、不活化ワクチンの中の三種混合ワクチン、四種混合ワクチンにも含まれる。

※同種のワクチンを複数回接種する場合は、ワクチンごとに推奨されている接種間隔のスケジュールに従います。

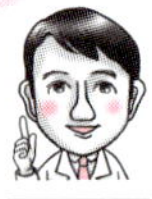

含有成分にアレルギーのある子は事前に医師に相談を！

QUESTION

Q ワクチンの原材料って何？ アレルギーっ子の注意点は？

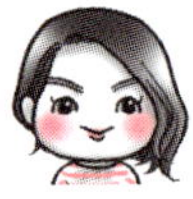

A

ワクチンの主な成分は、培養した細菌やウィルスです。

細菌はエサを与えれば増えますが、ウィルスは「生きた細胞」がないと培養できません。よってウィルス性感染症のワクチンは、**動物細胞から培養**されています（ワクチン自体に、動物細胞が含まれるわけではありません）。

たとえばインフルエンザ、麻疹、おたふくなどのワクチンは「鶏卵」から培養したものです。日本脳炎ワクチンは「アフリカミドリザル腎臓由来株化細胞」、水痘ワクチンは「ヒト胎児細胞」から。ヒブワクチンは「ウシ」の肝臓・肺・心臓・骨格筋などの由来成分を使用しています。なお、このウシは海外産ですが、ＴＳＥ（伝達性海綿状脳症）の報告は1例もなく、危険性は極めて低いと考えられています。こうして培養した病原体に、安定剤などを添加したものが予防接種です。

添加物でよく心配されるのは、防腐剤として使われる「チロメサール（水銀化合物）」、一部の不活化ワクチンのアジュバンド（免疫増強剤）として使われる「アルミニウム」など。これらの重金属は体に蓄積し、健康被害を及ぼす可能性があると言われていますが、ワクチンでは微量なので問題ないとされています。しかし一部では、水銀と「自閉症」の増加を関連付ける説もあります。防腐剤として多くのワクチンに添加されている「ホルマリン（ホルムアルデヒド）」もシックハウス症候群などの原因物質なので心配する声もあります。いずれの添加物もリスクは未確認ですが、不安ならチロメサールやホルマリンが無添加のワクチンを選ぶのも手です。

ワクチンの成分に特に注意すべきは、**含有成分にアレルギーがある子**です。たとえば鶏卵由来のワクチンは、軽い卵アレルギーなら接種できますが、アナフィラキシーなどを伴う重症患者は極めて慎重にならなくてはいけません。「ウシの乳」の由来成分を含んだワクチンも多いです。「酵母」の細胞で培養したワクチンや、安定剤として「ゼラチン」を添加しているワクチンなども。これらにアレルギーがある場合、軽度なら接種可能ですが、事前に医師に相談してください。

また注射器のゴム栓には、一部に「天然ゴム」製のものも。ラテックスや、ラテックスと交叉反応のある食品に重いアレルギーがある子も、事前に医師に相談を。

ワクチンの成分を知るには、インターネットで添付文書を確認してください。

第1章 アレルギーのこと
第2章 食の安全のこと
第3章 スキンケアのこと
第4章 予防接種のこと
第5章 病気のこと
第6章 心と自然治癒力のこと

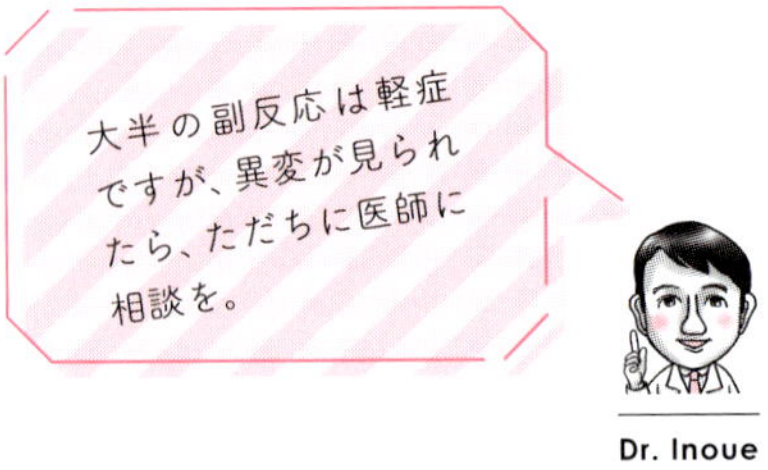
大半の副反応は軽症ですが、異変が見られたら、ただちに医師に相談を。
Dr. Inoue

QUESTION

Q 予防接種の「副反応」にはどんなものがあるの？

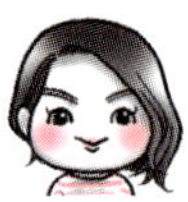

A

予防接種を打つと、効果と引き換えに「副反応」が現れることがあります。

大半の副反応は軽症で、多いのは注射部位の発赤や腫れなどの皮膚症状です。ワクチンの種類によっては、発熱、食欲不振、嘔吐、下痢などもあります。

一方、まれに起こる重篤な副反応としては「アナフィラキシー（じんましん、呼吸困難、血管浮腫など）」「けいれん」「血小板減少性紫斑病」などが多くのワクチンで挙げられています。血小板減少性紫斑病は、血小板が減って出血しやすくなる難病で、まれに脳出血によって命に関わることもあります。

麻疹・MR、日本脳炎、おたふく、インフルエンザ、4種混合の予防接種では、ごくまれに「脳炎」や「脳症」の報告もあります。脳炎と脳症の症状は基本的に同じですが、ウィルスなどが起こす炎症のように炎症反応が明らかでない場合に一般的に脳症と呼ばれます。どちらも発熱、けいれん、意識障害、異常行動が代表的な症状です。嘔吐や頭痛、その他の神経症状が見られることもあります。けいれんや意識障害が続くと、精神・知能・運動機能の障害や、死に至ることもあります。

Ｂ型肝炎、日本脳炎、ポリオ、破傷風、インフルエンザ、狂犬病の予防接種では、ごくまれに「急性散在性脳脊髄炎（ＡＤＥＭ）」が起こります。

ＡＤＥＭはウィルスへの自然感染やワクチンの接種後に発症し、1〜4週間ほどで発熱、頭痛、けいれん、意識・精神障害、目が見えにくい、手足を動かしにくい、排せつ困難といった症状が現れます。たいていは数週間で回復しますが、重い後遺症を残す場合も多く、死亡例もあります。

その他では、インフルエンザワクチンによる「ギランバレー症候群」、おたふくワクチンによる「無菌性髄膜炎」や「難聴」が重大な副反応です。ギランバレー症候群は、手足のしびれや歩行障害を伴う病気です。無菌性髄膜炎は、発熱や嘔吐、頭痛が主な症状で、一般的に経過は良好ですが、まれに潜在性てんかんになる例もあるので油断禁物です。

しかしワクチンとその副反応については、因果関係が立証されていない点も多く、今なお研究中です。いずれにしろ予防接種後に異変が見られたら、ただちに医師に相談してください。脳症状が疑われるなら、ＭＲＩなどでの診断も必要です。

「"わが子"はどうするべきか」という視点で考えて選択を。

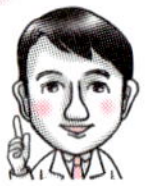

Dr. Inoue

QUESTION

Q 予防接種を打つのは親として義務ですか？

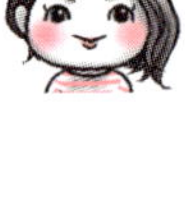

A

予防接種には、定期接種と任意接種があります。**「定期接種」とは、強制ではありませんが〝努力義務〟**として接種が推奨されており、予防接種法に基づいた推奨スケジュールに沿って、無料で受けられるものです。ただし推奨スケジュール期間外に接種すると、費用は自己負担となります。

一方の**「任意接種」は、個々の判断に応じて〝任意〟**で打つものです。費用は基本的に自己負担ですが、自治体によっては助成がある場合もあります。

予防接種の種類によっては「打たない選択」をする親御さんもなかにはいます。これに対し「まわりの子が打っていないと、うちの子がうつされそうで心配」と言う方もいますが、その考えは必ずしも正しいとは言えません。

予防接種に効果があるとすれば、接種済みの子はそもそも感染するリスクは低いはずです。つまり論理が矛盾しているのです。それに体質的に打てない子もいます。

ただし妊婦や新生児などは、予防接種の種類や時期によっては打てないので、このような弱者が身近にいる人は、打つことが望ましいと言えます。

しかし社会に免疫を持っている人が多ければ、感染症自体が流行しにくく、ワクチンを打てない弱者も感染する確率が低くなります。

これを「**集団免疫**」と言います。この集団免疫は、予防接種を打った人と、打たずに自然感染した人が混在することによって強化されると私は考えています。予防接種で獲得した抗体は減っていくことが多く、打っても感染することがありますが、打たずに自然感染した場合は、強く長く持続する抗体ができます。

それゆえ、自然感染した人もある程度は存在すれば、社会全体でみると感染症の減少につながるのではないかという考えです。ですから、単純に「未接種＝他人に迷惑をかける」という図式は成り立ちません。あくまでも「〝わが子〟はどうするべきか」という視点で考えていただきたいのです。

ただし「ワクチンって怖そう」という漠然としたイメージで接種をやめ、そのせいで感染しないかビクビクするのは賢明とは言えません。

もし接種を迷っているなら、医師や周囲の人たち、そして子供本人に対して「なぜ打たないのか」を説明できるような根拠に基づいて選択しましょう。

QUESTION

Q 打つリスクor打たないリスク、どう判断したらいい？

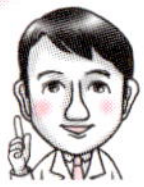

インターネットなどを利用し、ワクチンに詳しい医師を探すのも一案です。

Dr. Inoue

A

予防接種の副反応は大多数が軽症ですが、ごくまれに重篤な副反応の例もあるので、接種を心配する保護者も少なくありません。しかし接種しなければ感染症にかかるリスクが高まるわけで、判断が難しいところです。

「感染症の症状くらい平気では？」と思う方もいるかもしれませんが、感染症はそれ自体の症状がつらいだけでなく、非常にまれですが「合併症」が起こることがあるのです。多くの予防接種の重篤な副反応として、脳炎や脳症、急性散在性脳脊髄炎（ＡＤＥＭ）などを挙げましたが、これらは自然に感染症にかかった場合も、ごくまれに合併症として起こりえるものです。

たとえば「脳炎」は、麻疹、風疹、おたふく、水痘、日本脳炎などに自然感染した場合も、その合併症としてごくまれに患うことがあります。

「急性散在性脳脊髄炎（ＡＤＥＭ）」は特に麻疹に合併することが多く、水痘、流行性耳下腺炎、インフルエンザに合併することもあります。

おたふくワクチンの副反応のひとつ「無菌性髄膜炎」は、おたふくに自然感染した場合も起こりえる合併症です。実はおたふくに自然感染した子供は、約10人に1人が髄膜炎を合併しているという報告もあります（ほとんどは軽症）。

そのほかに乳児が「百日咳」にかかると、無呼吸状態や肺炎、脳炎などになることがありますし、現在日本ではまれな「ジフテリア」ではありますが、感染すると呼吸困難や心筋症を合併し、死亡するケースもあります。「日本脳炎」も、ごくわずかですが死亡例があります。

予防接種で重篤な副反応を伴うリスクも、打たずに感染症にかかって重い合併症にかかるリスクも、どちらも非常に低いです。とはいえ万に一つでも可能性がある限り、大丈夫とは言えませんし、どちらのリスクが高いかを一概に述べることもできません。アレルギーなどの特異体質によって、打たないほうが無難なケースもあれば、生活環境などに応じて接種が推奨されるケースもあります。個々の事情によるので、迷ったら医師に相談しましょう。ただしまだまだ予防接種を打たない選択肢を理解する医師は少ないので、接種を迷うこと自体、理解されない場合もあります。インターネットなどを利用し、ワクチンに詳しい医師を探すのも一案です。

QUESTION

Q

すべての予防接種を打ったほうがいい？

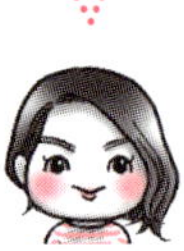

総合的に考えると、「麻疹」「B型肝炎」「風疹」など接種を推奨できるものもあります。

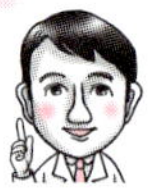

Dr. Inoue

A

予防接種には副反応もありますが、自然感染した場合の「重症度」や「治療の可否」などを総合的に考えると、接種を推奨できるものもあります。たとえば次の予防接種です。

●**麻疹**：麻疹は空気感染するので感染力が非常に強く、2018年現在も流行中です。ごくまれに脳炎などを合併する場合があり、麻疹も脳炎も治療は困難です。

●**B型肝炎**：日本では少ない感染症ですが、昨今は流行地域からの旅行者も。幼少期は感染しても自覚症状がないことがあり、気づかずに周囲にうつす場合も。

●**風疹**：妊婦が感染すると高確率で胎児に障害が出るため、身近に妊婦がいるなら接種を。ごくまれに子供は脳炎や血小板減少性紫斑病を合併することもあります。

以下はケースバイケースですが、接種判断の参考となるデータを紹介します。

▲破傷風：感染者の多くは成人ですが、致死率が高めです。破傷風菌は土の中にいるので、自然豊かな地域で生活をお考えの子は感染のリスクを考慮した方が良いでしょう。

▲日本脳炎：重症化は非常にまれですが、治療法はありません。子供が日本脳炎の流行地域（東南アジアなど）に行く場合は接種が推奨されます。国内でも西日本では現在も感染例が見られます。

▲百日咳：免疫のない大人がかかり、子供にうつすことが多い感染症です。乳幼児では重症化することがあり、脳炎や肺炎のリスクがあります。

▲ヒブ（インフルエンザ菌b型）：ヒブは上気道粘膜にいる常在菌ですが、何らかの原因でその常在菌がおとなしくしていられない状態になると、細菌性髄膜炎や咽頭蓋炎などを発症し、重症化すると死に至ることも。

全種類打つという選択に加え、こうしたデータとお子さんの状況を照らし合わせて「この予防接種は打つけど、これは打たない」などと判断するのも手です。

予防接種に関して極端な意見を目にすることがあります。否定派も推進派も、願いは同じですよね。それは、お子さんの健やかな成長のはず。あまり小さいことにこだわって議論することで、そのことを忘れないようにしたいものですね。

また、たとえ自分と違う考えの家庭であっても尊重してほしいです。それこそがホリスティック育児なのですから。

Column

わが家のナチュラルケア

予防接種の時期は急がず、体の免疫を整えることも大切に

予防接種を打つときは、推奨スケジュール期間に入ってすぐではなく、期間内のなるべく後のほうにしています。少しでも体の成長を待って接種することによって、副反応のリスクをできるだけ抑えたいと考えたからです。

もちろんこれが正解とは断言できませんし、接種が遅いとそれまでの間に自然感染してしまう可能性も否定はできません。だからこそ日頃から健康的な生活を送り、「免疫」を整えて感染しにくい体をつくるように努めています。

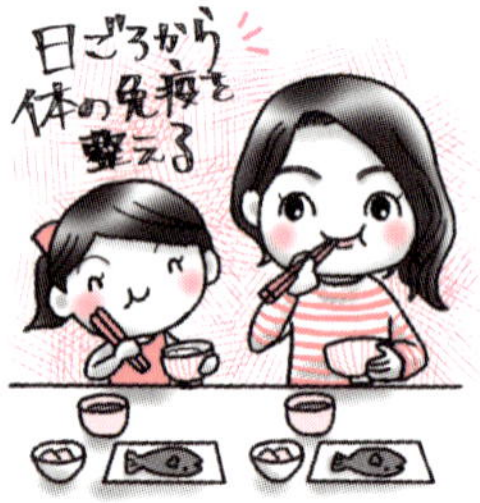

注射が痛くなくなる裏ワザ

子供が注射を怖がっているときは、あえて別の痛みを与えて子供の意識をそらすと効果的なことも。その方法とは、注射を打つほうと反対側の腕を、親が軽くつねりながら打ってもらうのです。たとえば左腕がつねられて痛いと、右腕に注射を打たれても痛みを感じにくいようです。

個人差はあると思いますが、わが子はこの作戦で「痛くなかった♪」と言っていました。

CHAPTER 5

第5章

病気のこと

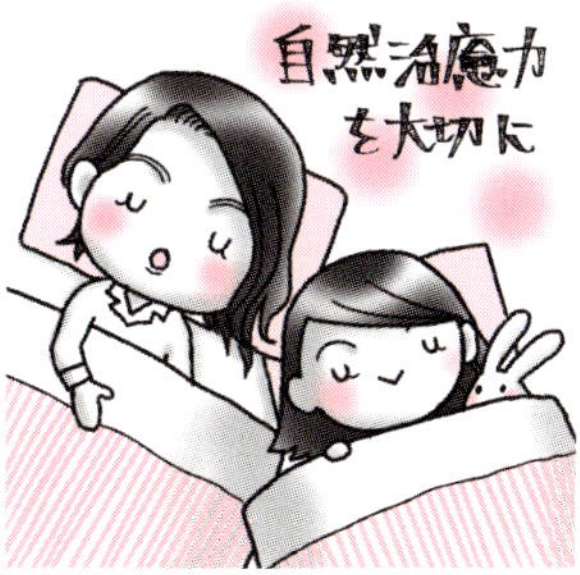

EXPERT ADVISORS

担当ドクター・井上宏一先生

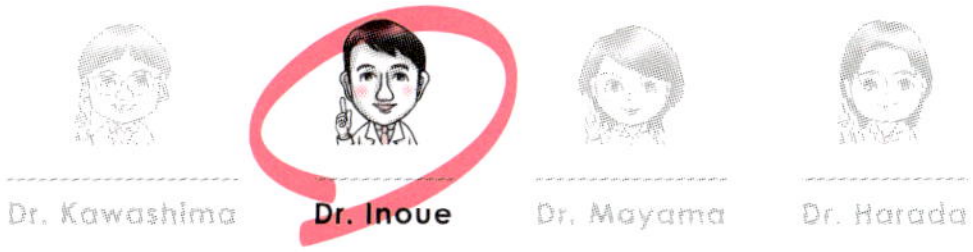

EPISODE TALK

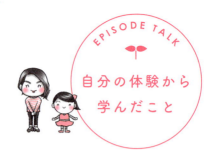

自分の体験から学んだこと

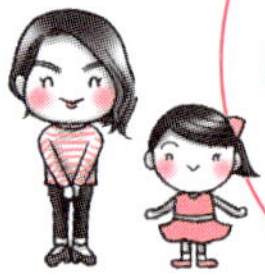

抗生剤を飲むと、娘のおなかに異変が……

子供が保育園などに通い始めると、集団生活によって病気をもらってきやすくなる、とよく聞きますよね。

うちの娘もそのとおりでした。もともと発熱などはたまにありましたが、生後10カ月で保育園に入園すると、途端に風邪や胃腸炎にかかることが多くなったのです。

風邪や胃腸炎になるたびに、私は当然のように娘を病院に連れていきました。

病院では、だいたい解熱剤やせき止めを処方され、症状によっては抗生剤（菌を殺す薬）もプラスされる、というのがお決まりのパターンでした。多くの親御さんも、同じような経験があるかもしれませんね。

ところがうちの娘の場合、抗生剤を飲むと、その数時間後くらいに下痢になることがしょっちゅうで……。場合によっては吐いてしまったり、下痢から便秘に移行するなんてこともありました。

こんなことが何度も起きるので、抗生剤を飲ませるのがだんだん心配になっていったのです。

リスクを楽観視できない抗生剤

調べてみたところ、抗生剤の服用後に起こる下痢、便秘、胃もたれ、吐き気といった胃腸の症状は、**抗生剤によくある副作用**のようです。

抗生剤は「菌」を殺すもので、残念ながらウィルスには効きません。ですが風邪のほとんどは、上気道（鼻やのど）のウィルス感染です。また、抗生剤は病原菌だけでなく、もともと体にいて健康を守ってくれている「常在菌」も殺してしまうと言います。たとえば「腸内細菌」のうち、善玉菌が減って悪玉菌が増えたりすれば、おなかの調子が悪くなっても不思議ではありませんよね。

湿疹やじんましんといった皮膚症状、体の倦怠感や眠気なども、抗生剤の副作用として珍しくないと聞きます。実際、娘もそんな症状が現れました。

抗生剤の種類によっては、ごくまれですが、アナフィラキシーが起きたり、大腸や腎臓、血液などの疾患を招いたりする場合もあるそうです。

さらには、抗生剤を繰り返し使っていると菌に「耐性」がつき、抗生剤が効かなくなることがあるそう。

耐性菌が増えると、感染症の治療が難しくなり、重症化や死亡のリスクが高まるということで、世界的に警鐘が鳴らされています。

もちろん、抗生剤が必要な感染症もたしかにあります。その場合は迷わず使うべきですが、抗生剤を安心安全の特効薬のごとく過信するのは危険だと思うのです。

医師に処方を受けるとしても、まずは

「本当に必要なのか？」

「必要だとすれば、何の菌を殺すため？」

「どのくらいの期間飲まなければならないのか？」

をきちんと確認すべきだと痛感したのでした。

症状が出るのは、ありがたいことなのかも？

娘が病気になるたびに、私は人体の機能や症状のメカニズムについて勉強しました。「どうして熱が出るんだろう？」「鼻水やせき、のどの痛みなどの症状が現れる

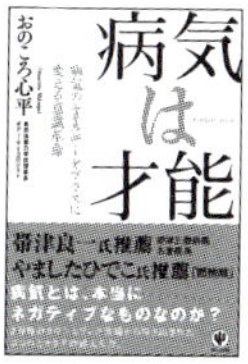

おすすめBook

「病気は才能」（かんき出版）おのころ 心平
目からうろこの視点を与えてくれる本。

のはどういうこと？」

学ぶうちに私は改めて認識しました。言われてみれば当然ですが、**発熱もせきも鼻水も、病原体を撃退しようと体が戦うことで起きる症状なのだ、**ということを。

悪いものと戦ってくれている現象なら、それは決して憎むべきものではなく、むしろ「ありがたいもの」なのか……。そんな気がしてきました。

もちろん、薬はときに有効だけれど、病原体をやっつけてくれるのは、なにも薬だけじゃない。そもそも私たちの体そのものにも、**病原体を退治する「自然治癒力」**は備わっているよね――。

そう考えると「解熱剤やせき止めで症状を抑えたり、なんでもかんでも抗生剤に頼って菌を殺したりする必要はないのかも……？」と思い始めたのです。

どうする!? 私の「百日咳」で娘を病院に連れていけない！

娘が病気になっては、そのたびに人体や病気について学び、今までの治療法を見つめ直し始めていたある日のこと。こんどは私が「百日咳」になってしまいました。

子供の頃に予防接種は打っていたはずですが、抗体が年々減っていたところに、看病疲れなどで免疫が低下し、感染してしまったのかもしれません。

百日咳とは、発作性の激しいせきが続く感染症で、百日という病名のとおり、放っておくと完治までに約2～3カ月かかります。それこそ抗生剤を必要とし、完治するまでは通院以外の外出を控えなくてはなりません。

そんな中、またもや娘が保育園で風邪をもらってきました。ですが私も百日咳がしんどくて、娘を病院に連れていくことができません。

前述のように、薬の使い方に疑問を持ち始めていた私は、病院に連れて行くことをあきらめ「とりあえずふたりで一緒におとなしく寝ていようよ！」と腹をくくったのです。

そのときの娘は食欲がなさそうだったので、無理して食べさせることもしませんでした。最低限の食事に加え、発汗によって失われた水分や塩分を補給するために、**白湯に天然塩を混ぜたもの**や、**薄めた甘酒**（ノンアルコールの麹飲料）を飲ませたりするくらいでした。

ところが、1日経って「あれ⁉」と拍子抜け。なんと病院に行って処方された薬を飲ませていたときよりも、早く回復したではありませんか！

ここで、私はようやく確信したのです。

「やっぱり体の自然治癒力ってすごいんだ！」――。

もっと「自然治癒力」を活かし、獲得免疫も強化していこう

こうして自然治癒力のすごさにようやく気付いた私は、娘が熱や鼻水を出したり下痢になった場合に「〝とりあえず〟病院に行って薬を飲ませる」という今までのやり方を改めるようになりました。

もちろん、必要なときは病院に行きますし、薬も飲ませます。

でも解熱剤や鼻水止めは、風邪そのものを根本的に治す薬ではなく、**不快な〝症状〟を抑える「対症療法」**の薬にすぎません。

せっかく熱や鼻水で病原体を追い出そうとしてくれているのだから、そういう症状に関しては、薬で抑えつけなくてもいいんじゃないか。むしろ思う存分、症状を

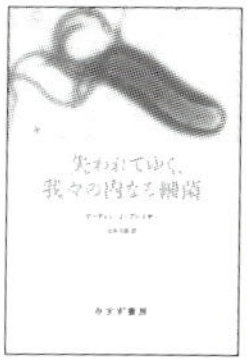

おすすめBook

「失われてゆく、我々の内なる細菌」（みすず書房）
マーティン・J・ブレイザー
微生物との共生を考えさせてくれる。

出して戦うのも悪くないかも、と。

そうやって、体にもともと備わっている力をもっと大切にし、今まで以上に活用しようという考えに至ったのです。

こんな風に、**あえて自分の力で病原体と戦うことで「獲得免疫」を強化していくことも、長い目で見れば大切なことではないかと思うのです。**

風邪くらいなら、まずは娘の様子をしっかり観察し、自然療法を取り入れながら、体にもともと備わっている自然治癒力を引き出すサポートをしていく。

そんな「ホリスティックケア」が、わが家の基本になっていきました。

食欲がなければ、無理に食べなくてもいい

食事に関しても、子供の具合が悪いと「いっぱい食べて栄養をつけなきゃ！」と言いがちですが、本人に食欲がなければ無理にすすめません。これも自然治癒力を考えてのことです。

人間の体は、日々様々な仕事をしています。たとえば、食べたものを分解したり、古くなった細胞を老廃物として外に捨てたり、新しい細胞を作ったり、病原体と戦ったり、体温を保ったり。

その中でも特に「優先順位」が高い作業は「消化」と言われています。生存のために一番に優先されるのだそうです。

つまり、**消化すべきものが消化管にあると、そちらの作業に体のパワーが多く配分されてしまう、**ということでもあります。

しかし、病気のときは、体が病原体と必死に戦ってくれているわけです。食べたくもないものを無理に食べて、それを消化するために体を働かせるくらいなら、体が使うパワー100％のうち、なるべく多くのパワーを病原体と戦うことに使ってほしいと思います。

だからわが家では、娘が食べたくないときは無理に食べさせず、発汗で失われたミネラルや水分を補給する程度にしています。

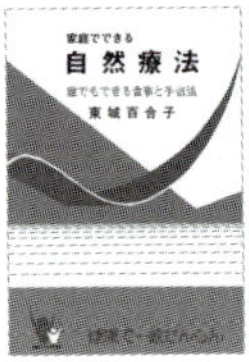

おすすめBook

「家庭でできる自然療法　誰でもできる食事と手当法」（あなたと健康社）東城百合子
おばあちゃんの知恵が凝縮された1冊。

優しい民間療法などで、自然治癒力を引き出す

自然治癒力を大切にする私がお世話になっているケアのひとつが、昔から愛され続けている民間療法。いわゆる「おばあちゃんの知恵袋」ですね。

たとえば、せきは決して無理に抑えるべき反応ではないけれど、症状が重くて苦しそうな場合はかわいそうですよね。それに放っておくと、のどの炎症がより重症化する可能性もあります。

そんなときは、大根やレンコンの「葛湯」を飲むと、のどの粘膜に潤いを与えてくれます。作り方は簡単。葛粉と、すりおろした大根やレンコンをお湯に混ぜるだけです。少し甘味をつけると飲みやすいでしょう。

なお、ハチミツものどの潤い効果がありますが、1歳未満の赤ちゃんがハチミツを食べると「乳児ボツリヌス症」にかかることがあり、重症な場合は死に至ることもあります。**1歳未満の子には、ハチミツは絶対に与えてはいけません。**

ハチミツを食べられる年齢になったら「大根のハチミツ漬け」もおすすめ。これも昔から愛されている民間療法のレシピです。

小さくカットした大根を瓶に詰め、それらが浸るくらいにハチミツを注いで、数時間漬けたら完成。なお、長期保存はできないので、早めに消費してください。

このほかにも148ページでは、わが家で実践しているホリスティックケアのレシピを紹介しています。ぜひ参考にしてみてくださいね♪

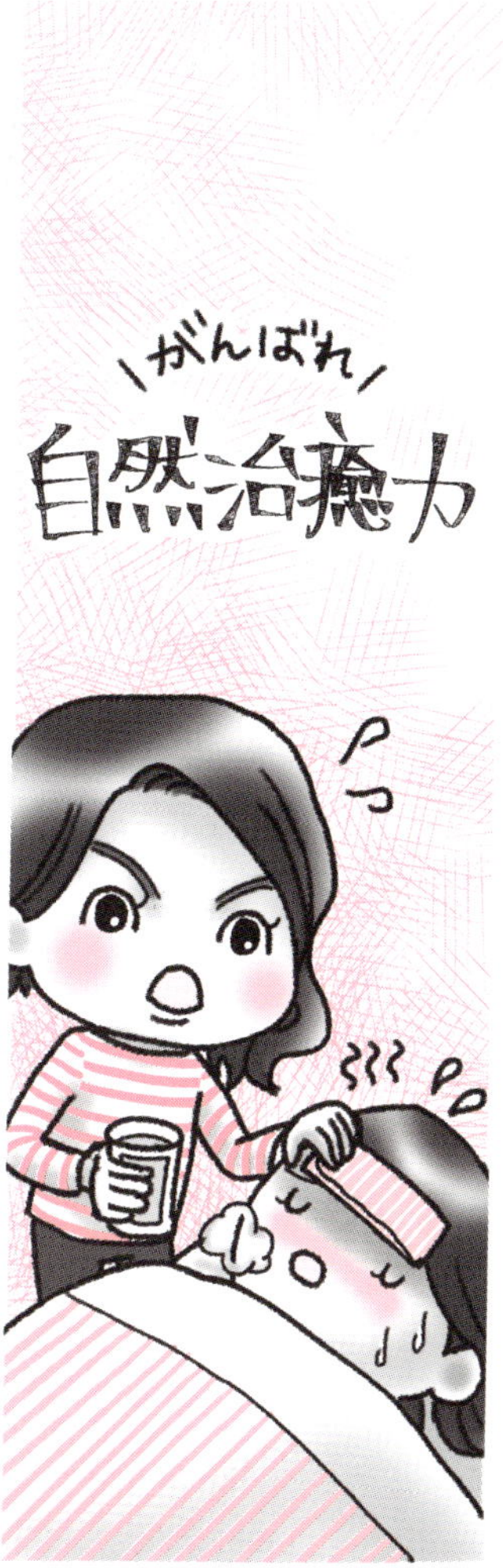

MEDICAL ANSWER

ホリスティックドクターからのアドバイス

発熱は体の免疫反応なので、解熱剤も本来は不要です。

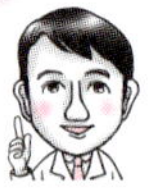

Dr. Inoue

QUESTION

Q 熱が出たときは、どう対応したらいいの？

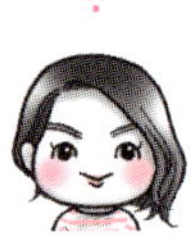

A

子供は大人よりも平熱が高いため、医学的には新生児で38℃以上、乳児で37・5℃以上、幼児〜学童で37・3℃以上を「発熱」と定義しています。

この発熱とは、病原菌を排除しようとして体内で起こる「**免疫反応**」です。体温が上がることで、ウィルスや細菌の増殖力が低下するのです。

ただ、３カ月未満の乳児が38℃以上の熱を出した場合は、重症化しやすく、深刻な病気のおそれもあるので、夜間でもすぐに病院を受診してください。

それ以上の年齢でも、38℃以上の熱でぐったりしていたり、いつもの体調不良と違う様子が見られたりしたら、すぐに受診を（詳細は１４６ページ参照）。

生後３カ月以上の子で、熱があっても元気で食欲もあるなら、自宅で様子を見てもよいでしょう。前述のように発熱は体の免疫反応なので、解熱剤も本人がつらそうなら使っても結構ですが、本来は不要です。冷たいタオルや市販の熱冷ましシートをおでこに乗せるなど、お子さんが快適であればＯＫ。

小さいお子さんは、熱の出始めに手足の震えや冷え、悪寒を伴うのは時にあることなので心配無用です。熱はストレス反応の一種なので、発熱し始めると自律神経のうち活動モードの「交感神経」が優位になって血管が収縮し、特に血管の細い指先などは冷え・震えを生じやすいのです。寒そうなら衣類や寝具を調節して温めましょう。ただし厚着をさせるなど、意図的に「発汗」を促す必要はありません。熱が上がってピークを過ぎると、毛穴が開いて自然と汗をかき、徐々に回復に向かいます。このように発汗し始めたら、失われた**水分・ミネラルを補給**してください。ミネラルは市販の経口補水液でも結構ですが、**塩水や味噌汁**でも充分です。

なお、高熱が出ると「脳にダメージが及ぶのでは」と心配する方がいますが、これは誤解です。脳にダメージが及ぶことがあるのは、脳炎や髄膜炎などの「感染症」にかかった場合や、「熱中症」で脳の体温調節中枢がコントロール不能になった場合です。風邪の一症状として熱があるだけで、脳にダメージを及ぼすわけではありません。また「熱の高さ」と「病気の重症度」は比例しません。

とはいえ、お子さんに少しでも普段と違う様子が見られた場合や、そうでなくても心配な場合は、遠慮せずにいつでも病院を受診しましょう。

まずは自宅で安静にしたうえで適切なホームケアを。

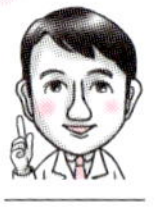

Dr. Inoue

QUESTION

Q 風邪について知っておくべき基本的な知識と対処法は？

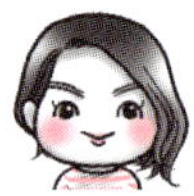

A

風邪とは「鼻」や「のど」などの上気道が病原体（ほとんどがウィルス）に感染し、急性の炎症を起こす病気全般のことです。

よって、熱は出るとは限りませんが、鼻やのどの症状を伴う場合がほとんどです。症状が発熱だけなら、それは風邪ではなく別の原因も考えられます。

通常の風邪は軽症で数日で改善します。その後、せきなどの症状まで至るとさらに7～10日ほど続くこともあります。鼻やのどの症状が2～3週間以上も続く場合は、花粉症などアレルギー疾患や副鼻腔炎を合併している可能性もあります。

風邪の原因のほとんどは、**細菌ではなく「ウィルス」**で、その種類は200以上にのぼると言われています。

抗生物質は「菌」を殺す薬なので、ウィルスが原因の風邪には効果はありません。

また、鼻やのどの症状を抑える薬はありますが、風邪そのものを治療する薬は存在しないので、まずは自宅で安静にしたうえで適切なホームケアをしてあげましょう。

ウィルスは「低温」かつ「乾燥」している場所で活性化します。

さらに鼻やのどの粘膜には、病原体や異物をからめとって体外へと排出してくれる「繊毛」が生えていますが、空気が乾燥すると繊毛の運動が弱まってしまうため、病原体を追い出すパワーも弱まってしまいます。

ですからお子さんが風邪のとき、あるいは風邪が流行る時期には、室内を適温に保ちつつ、加湿器などを活用して乾燥を防ぐことが大切です。また水分を補給し、のどに潤いを与えましょう。

次のページから、鼻水・せきの詳しい対処法も、それぞれ確認してみましょう。

QUESTION

Q 鼻水が出ているときは、どう対処したらいい？

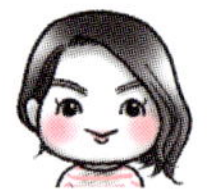

薬で鼻水を強引に止めるのはNGです。

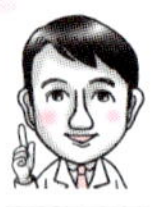

Dr. Inoue

A

「鼻水」とは、鼻の中の病原体や異物を流し出すために出るものです。**体を守るための大切な症状**のひとつなのですね。

ですから、薬で鼻水を強引に止めるのはNGです。

もっと言うと、鼻水止めの薬には水分を取り除く成分が配合されているので、鼻水が硬くなって今度は「鼻づまり」になりやすいのです。

小さい子供は、元気なときでも鼻水をよく垂らしているもの。鼻水よりも鼻づまりのほうが、苦しくてつらいかもしれません。

子供の鼻水は薬に頼らず、保護者がこまめに取り除いてあげるのがいちばんです。

ちなみに耳鼻科で鼻水の吸引をしてもらってもかまいませんが、その場限りの効果なので、自宅でティッシュペーパーや電動鼻水吸引機などを使って、こまめに取り除いてあげた方が有効です。

なお、通常の鼻水は透明でサラっとしていますが、風邪が進行してくると、黄色くドロっとした鼻水になることがあります。

こうした風邪に伴う黄色い鼻水は、病原体を排除するために働いて死んだ「白血球」が鼻水に含まれることで黄色っぽく見えているだけなので、通常は心配いりません。免疫が働いてくれている証拠と言えるでしょう。

ただし4、5日経っても黄色い鼻水が止まらず、顔や頭の痛みなどを伴っている場合は「**副鼻腔炎（蓄膿症）**」を発症しているおそれがあります。

副鼻腔炎とは、風邪のウィルスなどによって副鼻腔（鼻のまわりの空洞）に炎症が起こり、鼻に膿がたまったり、鼻が詰まったりする疾患です。

多くは4週間以内に治る急性症状で、特に副鼻腔が小さい子供はその傾向ですが、長引くと慢性副鼻腔炎に移行してしまうこともあります。

子供の黄色い鼻水が長引いている場合は、耳鼻科に相談しましょう。

QUESTION

Q せきが出ているときは、どう対処すればいいの？

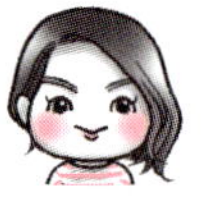

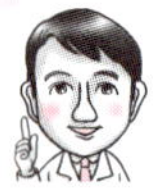

室内を適切な温度と湿度に保ったうえで水分摂取を心がけ、のどの粘膜に潤いを。

Dr. Inoue

A

「せき」とは、体内に侵入した病原体や異物を気道から排出しようとして起こる症状です。また気道から分泌される、ウィルスなどをからめ取った粘液（タン）を体外に排出する役目もあります。

風邪の諸症状は、数日から1週間程度でおさまることが多いですが、せきに関しては完治までに1週間〜10日ほどかかることが多いです。

鼻水と同様に、せきも**病原体と戦うための大切な反応**ですから、薬で無理にせきを抑え付けるのはＮＧ。室内を適切な温度と湿度に保ったうえで、水分摂取を心がけ、のどの粘膜に潤いを与えるケアを行いましょう。

なお、風邪は一般的に鼻やのどの症状から始まり、その後数日ほど経ってからせきが出始めるものです。

鼻やのどの症状がないのに、突然せきだけが出るようになった場合、それは風邪ではない可能性もあります。たとえば、インフルエンザなど。このような場合は、早めに病院に連れていってください。

また、喘息のような深くゼーゼーと呼吸するせきをしている場合は**「細気管支炎」**のおそれがあります。

細気管支炎とは、細気管支（気管支の先端）がウィルスに感染して炎症を起こす病気です。２歳未満（特に生後６カ月未満）の子によく見られます。

細気管支炎は、風邪と同じく鼻水や軽いせきなどの症状から始まりますが、数日経つと呼吸が速くなり、苦しそうになります。そのために赤ちゃんは母乳やミルクも飲めない状態になります。特に、月齢が浅かったり早産の赤ちゃんほど重症化しやすく、「呼吸困難（場合によっては無呼吸）」に陥ることもあるので注意しなくてはなりません。

お子さんが普段とは違うせきをしている場合や、症状が長引いている場合、あるいはそうでなくても心配な点がある場合は、病院を受診しましょう。なお、細気管支炎重症化のおそれがある場合は、病院に入院になることもあります。

QUESTION

Q 下痢・嘔吐は、どう対処したらいい？

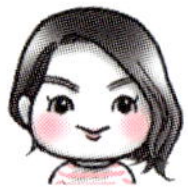

A

「下痢」や「嘔吐」は、胃腸に入った菌やウィルス、有害物質を出すための**「防衛反応」**です。症状が下痢だけ、または1回だけの嘔吐なら、風邪の初期症状の可能性もあります。一方、頻回の嘔吐があれば**「ウィルス性胃腸炎」**の可能性も。いずれも徐々に回復しますが、判断に迷ったら病院を受診しましょう。

ウィルス性胃腸炎とは、ウィルス感染によって起こる急性胃腸炎で「おなかの風邪」とも呼ばれています。感染力が強く、原因となるウィルスは「ロタウィルス」「ノロウィルス」「アデノウィルス」ほか多数あり、ワンシーズンに何度もかかる場合も。症状は下痢・嘔吐のほか、熱が出たり、水っぽい便が1日10回以上出ることも。ノロウィルスによるひどい下痢や熱は1〜2日で落ち着きますが、ロタウィルスの場合は下痢が1週間ほど続く場合もあり、便の色が白っぽいことも多いです。

下痢も嘔吐も体が悪いものを排除するための反応なので、原因の病気がなんであ

原因の病気がなんであれ、薬で症状を抑えることはおすすめしません。

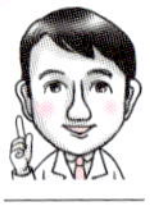

Dr. Inoue

れ、薬で症状を抑えることはおすすめしません。吐き気にはピークがあり、特に症状の出始めはよく吐きますが、通常は数時間~半日でおさまります。

ただ下痢も嘔吐も体内から水分やミネラルが流失しがち。尿量の減少や皮膚の張り（ツルゴールといいます）の低下や口の乾燥・冷え、涙が出ない、顔色が悪いといった「脱水症状」が見られることも。症状が落ち着くまで**母乳やミルクは控え、市販の経口補水液、塩水、味噌汁などで水分とミネラルの補給**を。ただし水分を過剰に与えると嘔吐を誘発するおそれがあります。本人の状態を見ながら、スプーンやおちょこなどで少しずつ与えながら量を増やすようにしてください。

食事に関しては、症状が下痢だけで食欲もあるようなら本人の希望に応じて食べてもOKですが、嘔吐がある場合は、離乳食を含む食事全般を症状が落ち着くまで控えます。症状が多少落ち着いたら、徐々に離乳食や消化にいいおかゆなどを与えましょう。なお、ウィルス性胃腸炎は便や嘔吐物から感染するので、保護者も後始末やおむつ替えの際に触れないように注意を。塩素系消毒剤などを使って、万全に処理しましょう。またウィルス対策として、手を消毒するアルコールスプレーなどが普及していますが、これらは粘膜への刺激が強めです。お子さんの日頃の手洗いは、**普通の石けんやハンドソープ**で行えばいいでしょう。

日頃からよく観察し「いつもの体調不良と違う」というサインを見逃さないこと。

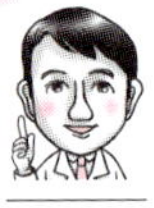
Dr. Inoue

QUESTION

Q 単なる風邪か緊急事態か……病院を受診すべきケースとは？

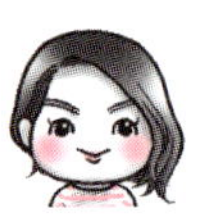

A

よく「生後6カ月頃までは、母親からもらった免疫があるから、病気にかかりにくい」と言いますが、これは病気に一切ならないということではありません。

特に3カ月未満の子が38℃以上の熱が出た場合、単なる風邪ではない緊急事態であることが多いです。しかもまだ抵抗力が弱いので、病原体の排除に必要なせきや鼻水といった反応も現れにくく、重症化しやすいのです。

たとえば「**RSウィルス**」による風邪では、ゼーゼーとした呼吸やせきを伴い、呼吸停止になることも。細菌などへの感染で起こる「**敗血症**」は、心臓や肺、腎臓などの臓器に機能不全が起こり死亡率も高いです。「**尿路感染症**」は発熱以外には不機嫌、嘔吐など典型的な症状がないことがほとんどです。適切な治療をすれば予後は良好ですが、治療が遅れると菌が全身にまわって、敗血症や腎臓障害に至ることもあります。ですから3カ月未満の子が38℃以上の熱を出した場合は、すぐに病院を受診してください。また年齢を問わず、次の様子があればただちに受診するのが良いでしょう。

●呼吸が苦しそう。●初めて痙攣を起こした（2回目以降で痙攣もすぐ収まり、意識がしっかりしていたら慌てて救急車を呼ぶ必要はありません。落ち着いてから一度病院で念のため診察を受けてください）。●意識障害がある。●38℃以上の発熱に加え、ぐったりしている。●母乳やミルクをあまり飲まない。●おしっこの量が少ない。●しゃべれないほど具合が悪い。

――そして以上に限らず、心配なときは夜間でも遠慮なく受診を。

大切なのは、子供の体調を日頃からよく観察し「いつもの体調不良と違う」というサインを見逃さないこと。一見軽い風邪のようでも、便や尿、吐き気、機嫌、熱、食欲、睡眠、口腔内や肌などに、普段と違う様子があれば要注意。

たとえば敗血症の場合、意識がおかしく、ぐったりしているなどの症状が現れます。変なことを言ったり、呼吸が速まって息切れが現れたりすることも。尿路感染症の乳児は、嘔吐や不機嫌、食欲不振が見られる場合もあります。

気がかりな様子があるときや不安なときは、早めに病院を受診しましょう。

Column

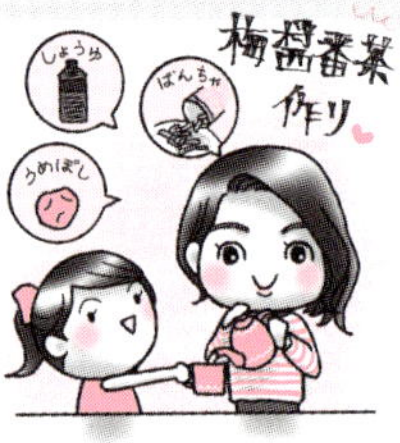

わが家のナチュラルケア

体の自然治癒力を活かす手作りドリンクを紹介！

梅醤番茶

作り方

梅肉エキス（耳かきの先程度）と醤油少々を湯呑に入れ、番茶（ほうじ茶でOK）を注いで混ぜる。

おすすめポイント

梅肉エキスは殺菌・解毒、ミネラル補給に◎。体を温めてくれるほうじ茶と、醤油と一緒に取ることであたため効果アップ。風邪のケアや予防におすすめ。

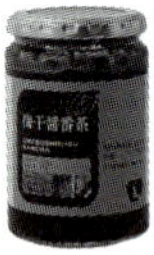

おすすめFoods

梅干醤番茶
（ナチュラルハウス）

エキナセアティー

作り方

エキナセアシロップをお湯に溶かすだけ。シロップがなければ、エキナセアの茶葉を使ってもOK。お好みで甜菜糖を加えても。

おすすめポイント

エキナセアは免疫力アップで有名なハーブで、抗菌・抗炎症作用もあります。風邪の予防や、せき・のどの痛みのケアに（※妊娠・授乳中の方、キク科植物のアレルギーの方は服用しないでください）。

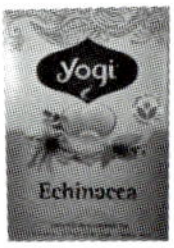

おすすめFoods

ヨギティー エキナセアティー
（オーバーシーズ）

自家製ミネラルドリンク

作り方

天然塩、黒糖、レモン汁を各適量コップに入れ、水を注いで混ぜる。

おすすめポイント

風邪などの体力消耗時に、ミネラルを補って体をサポート。市販の経口補水液やスポーツドリンクでは添加物が気になる方、手軽にミネラルを補給したい方などにぜひ。

甘酒

作り方

発酵食メーカーに、米麹1：水2の割合で入れてスイッチオン。発酵時間＆温度は取扱い説明書に従って設定を。出来上がったらミキサーにかけて粒をつぶしておくと使いやすい。

おすすめポイント

米麹からできた甘酒には、アルコールや砂糖は含まれません。ビタミンやアミノ酸のほか、100種類以上もの酵素が含まれ「飲む点滴」などと言われています。豊富な栄養を手軽に摂取できるので、食欲や体力が落ちているときに。腸内環境も整えます。甘いので水や白湯で3〜5倍に薄めて与えましょう。

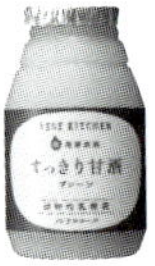

おすすめFoods

すっきり甘酒
（ベジキッチン）

CHAPTER 6

第6章

心と自然治癒力のこと

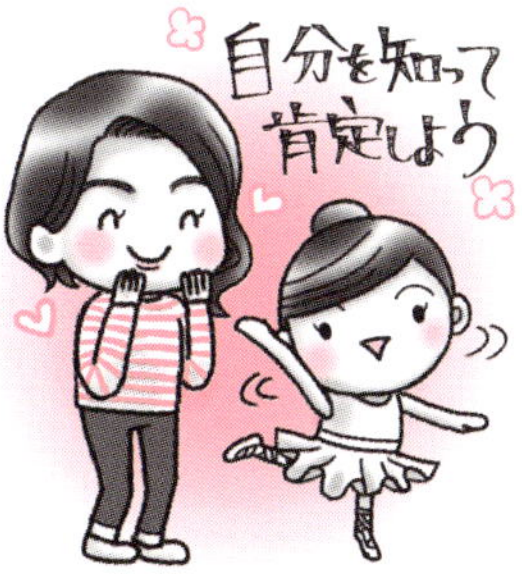

EXPERT ADVISORS

担当ドクター・原田美佳子先生

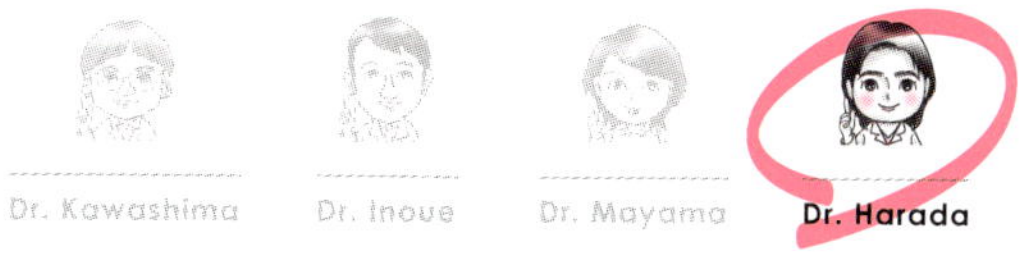

EPISODE TALK

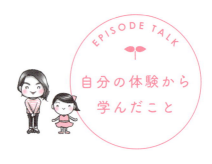

自分の体験から学んだこと

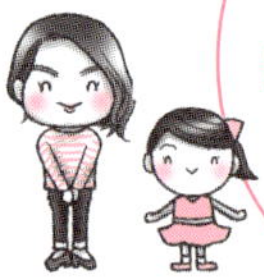

自責の念と育児疲れで、心も体もついに限界に……

「なぜ、うちの子がアレルギーになってしまったの？」

——そんな思いに駆られるたびに、私は健康について学びました。そして知識量が増えていくにつれ、娘がアレルギー体質になった要因が、いくつも思い当たるように……。

都会で育った私たち夫婦は、幼少期から清らかとは言いがたい空気や水に触れ、たくさんの有害な化学物質を吸収してきたと思います。

さらに、**アレルギー体質は親から子に遺伝することが多い**と言われていますが、夫は小学校卒業頃まで「小児喘息」。

私はアレルギー体質ではなかったものの、過労によるストレスから体を壊し、その治療でたくさんの負担を体にかけてしまいました。

プロローグでお話ししたように、20代で「ストレス性喘息」を発症し、強力なステロイドの吸入剤を服用する毎日。体調もいつもすぐれず、生理痛の鎮痛剤や風邪薬、ハウスダストによる鼻炎止めの薬などもよく飲んでいました。

出産の2年前に「子宮内膜症」が発覚し、女性ホルモンの分泌を止める注射を、1年半で12回ほど打ったのもお話ししたとおり。妊娠中は「切迫早産」になり、子宮収縮を防ぐ薬をかなり飲みましたし、お産では陣痛促進剤も使用しました。

「私が薬や有害物質まみれだったせいで、娘の体に負担をかけてしまったのかもしれない……」と自分を責めては落ち込みました。

それでも毎日やらざるをえない、娘のアレルギーに対応した食事づくりに、ジュクジュクのアトピー肌に巻いた包帯の交換。まるで看病のような育児生活……。

でも夫は仕事が多忙で、育児や家事の分担は難しい状態でした。夫婦なのに私だけが苦労しているように思え、心の余裕がどんどん失われていったのです。

夫婦の危機から「家族のあり方」を見直すように

私たち家族は当時、私の実家の2階で両親と同居していました。私の里帰り出産後も、娘のアレルギーで大変だったので、夫も実家に呼び寄せて二世帯同居を始めたのです。そのため、日々の育児は私と両親の協力で成り立っていました。

そんな背景もあって余計に、夫がまるで傍観者のように思えてイライラ……。しだいに夫婦仲もギクシャクしていき、このままではマズいと夫婦で真剣に話し合うことになりました。すると夫は、初めてこう告白したのです。

「お義母さんたちのサポートは本当にありがたいけれど、俺はまるで蚊帳の外に置かれたような思いだった」

「大変かもしれないけど、俺も育児をがんばるから、親子3人で暮らしたい」

こうして「がんばる」という彼の言葉を信じ、実家の近くで親子3人だけの新生活をスタートさせました。娘が3歳になった頃のことです。

3人暮らしになると、夫も父親としての自覚が芽生えてきたようです。相変わらず忙しいものの、飲み会の回数を減らし、できる限り在宅で仕事をするなどの工夫もしてくれるようになりました。以前は土日も接待ゴルフが多かったのですが、その回数も減らしてくれました。保育園の送り迎えもお願いできるようになり、私もずいぶん夫に頼れるようになったのです。

さらに、娘は3歳になるとだいぶ丈夫になり、保育園で病気をもらってくることが減ったので、その点でも以前よりラクになりました。

おかげで私も、本腰を入れて仕事に取り組めるように。出産後にホリスティックビューティ検定を始めて以来、9時から17時まで自宅で作業し、打合せのときだけ外出するワーキングスタイルでしたが、もっと長時間外出したり、地方出張に行ったりもできるようになりました。

私の仕事量が増えると、夫も24時間は育児に対応できないので、必然的に夫と私の両親の連携プレーが必要に。その結果、一緒に住んでいた頃よりも、夫と両親の関係性が良くなっていきました。離れて暮らすことで、ほどよい距離感が生まれ、かえってお互いを思い合えるようになったようです。

こうして家族全員がそれぞれの役割を全うし、以前よりも充実感を得られるようになっていきました。

皮膚トラブルの原因は「心」にもあったのかも

娘のぴらんはステロイドを2週間使う作戦で良くなりましたが、湿疹やかゆみといったアトピーの基本症状は、ぴらんが治っても続いていました。

ところが家庭環境が改善されていくのと同じ頃、アトピーの症状全般も改善されていき、4歳前にはかなり落ち着いたのです。

アトピーが軽減した理由はわかりません。保湿を続けたおかげかもしれません。でも、それだけでなく「心」の影響も大きいのではないかと個人的には思います。

第3章でも触れたように、「皮膚と脳（心）は密接につながっている」という説があります。そのため「心の問題が皮膚症状として現れることもある」と考える専門家も少なくないのです。

特にうまく言葉を話せないうちは、自分の意思を伝えられないので、その「ストレス」や「心に溜めたもの」が皮膚症状として現れやすいのかもしれません。

皮膚は「心の境界線」

ここで、もうひとつ関係してくるのが「皮膚は外界とのバウンダリー（境界線）である」という説です。

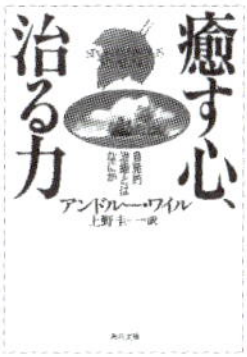

おすすめBook

「癒す心、治る力―自発的治癒とはなにか」(KADOKAWA)
アンドルー・ワイル
ホリスティック医学の父、統合医療の第一人者と言われるワイル博士の代表作。

皮膚は外見的に外界や他者と自分とを区別する境界線となっていますが、外見だけではなく「心の境界線」でもあると言われています。すなわち、皮膚トラブルの多くは、「心の境界線」が曖昧なために起こる、という説です。

たとえば

「他者に依存している」
「自分の意見を主張できない」
「自分と他人を比較しがち」
「自分の気持ちではなく他人の基準で選ぶ」

などは、バウンダリーがあやふやになっている例です。

子供が幼いうちは、なにをするにも「母子一体」のようなところがあります。「この子と私は一心同体」といった想いは素敵ですが、**バウンダリーを確立するには親が自らの人生を大切にし、子供を自立させることも必要だと思います。**

親子とはいえ別人格。親自身が、仕事や趣味といった子育て以外の世界でもイキイキと過ごすことで、子供なりに「お母さんにもお母さんの人生があるんだ」ということを感じ取るのではないでしょうか。

その結果として、子供自身も「自分の個性や才能を活かして生きる」という概念が芽生え始めると思うのです。

わが家では私が仕事に本格復帰すると、親子の間にほどよい「距離感」が生まれていきました。すると彼女も自然に、自分の好きな世界やお友達との交流を深めていったのです。自立の第一歩ですね。

こうして「個」の営みが増えると、彼女自身の「私はこれがしたい」「こう思う」という感情もはっきりしてきました。「私は私」というバウンダリーが、着々と築かれていったのです。

言葉も発達していくと、自分の意思を「コミュニケーション」によって伝えられるようになります。これがさらなるバウンダリーの確立につながりました。

逆に、たとえ自分の意見があっても、それを言葉で表現できなかったり、押し込んでいたりすれば、バウンダリーの曖昧化につながるのかもしれません。

自分の意見を主張できるようになると、ストレスが減るので、感情を皮膚症状という形で発露しなくても済むようになるのかなと思います。

仮にアトピーがバウンダリーの曖昧な状態だとしたら、他者との心の境界線が

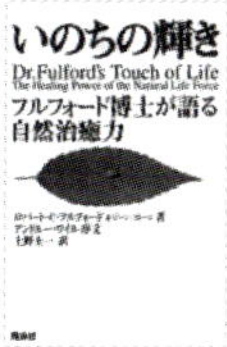

おすすめBook

「いのちの輝き―フルフォード博士が語る自然治癒力」（翔泳社）ロバート・C. フルフォードジーン・ストーン
自分のなかに眠っている自然を目覚めさせ、からだの声に耳を傾けることのできる本。

しっかり確立されれば、皮膚にも「バリア」が出来て改善されるのかも――。娘を見ていて、そんなふうに感じました。

また、ストレスを鎮める副腎皮質ホルモン「コルチゾール」も、ストレスが少なければ消耗せずに済むので、**副腎の負担が軽減され、健康肌につながる**という面もあるかもしれません。

ですから私は、日ごろから娘に「今日どんなことがあったの？」「どう思っているの？」などとよく聞き、感情やストレスをなるべく吐き出させています。

何となく機嫌が悪い、かんしゃくを起こして泣く、口答えが酷い（大きくなるにつれ！）、という時も、たいていは押し殺した感情が後ろに隠れていたりするものです。それを聞いて、一緒にうなずくだけでも、子供の心は落ち着きます。

幸せな人生は、自分を知って肯定することから

娘は自我の芽生えとともに、「バレリーナになりたい」という夢を抱くようになりました。その情熱はすさまじく、「映像を見せて」とねだり、さまざまなプリマ

を覚え、振り付けを覚え、見よう見まねで踊り出しました。

3歳から近所のいくつかのバレエ教室を巡って行きたいところを決め、4歳になるのを待って習い始めました。現在もバレエを楽しく継続中です。

彼女にバレエの才能がどこまであるかはわかりません。まわりはそろそろ中学受験の塾に行き始めているというのに、こんなにバレエばかりやっていていいのか……と思うこともあります。でも娘はバレエをやっているときが何より幸せ。そんな時間を過ごせるなんて人生の醍醐味です。そして、夢中で突き詰めていくうちに苦楽とともにきっと大きな学びがあることでしょう。それこそが人を大きくするはずです。


ホリスティックビューティの概論では、「**自己知**」を大切にします。万人に効くサプリメントやコスメはないように、健康づくりにおいても「**自分を知ることが大切**」という考えです。

それは「人生」においても同じです。人生には数多くの選択肢がありますが、いくら他人の意見やインターネットの情報をかき集めても、それだけでは「自分にとってベスト」な選択肢は絞り込めません。なぜなら、そこには「自分はどんな人

おすすめBook

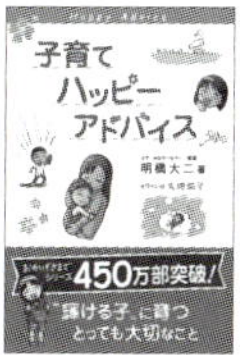

「子育てハッピーアドバイス」（1万年堂出版）明橋大二／イラスト太田知子
子供の年齢にあわせたしつけ・育児のQ&A。自己肯定感アップのアドバイスなど。

間なのか」という理解が欠けているからです。

自分自身を理解していないと、大事な局面でもベストな選択ができず「自分らしい生き方」から遠ざかってしまい、それはやがて生きづらさにつながります。

ですから「自分はどうしたいのか」「何が心地良く何が苦手なのか」といったことを考える――つまり自分を内観（内面を分析）することが重要なのです。

自分自身の内観に時間をかけ、内なる声を聴ける人は、自分の「好き」や「ワクワク」を活かしてより幸せな人生を歩んでいけるはずです。このような個人が増えることで、社会全体の豊かさにもつながるのではないでしょうか。

自分を知り、自分で決め、その結果を引き受ける。それが自立です。人生はその繰り返し。それを理解させることが親の役目なのかもしれません。だからこそ、親自身が自立して幸せであることがとても大事だと思うのです。

お互いが違う人格。お互いが違う個性。

それで良いし、それだから良い。そんな風に尊重しあえる社会は、そんな風に尊重しあえる親子関係・家族関係から始まるはずです。

MEDICAL ANSWER

ホリスティックドクターからのアドバイス

もともと備わっている「自然治癒力」を高めることによって「健康」を目指します。

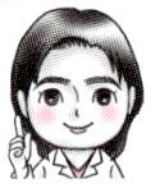

Dr. Harada

QUESTION

Q

「統合医療」「ホリスティック医療」これって何ですか？

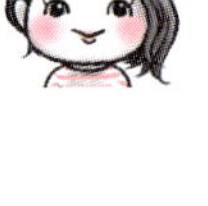

A

「統合医療」とは、その人の持つ自然治癒力を最大限に生かすことを目的とした医療です。そのためには、西洋医学のみならず、生活習慣（食事、運動、ストレス軽減、環境など）を見直したり、伝統医療や代替補完療法も取り入れていきます。予防医学に力を入れ、患者と医療者の関係性を重視します。

「ホリスティック医療」とは、「体」だけではなく「心」や「気・霊性」も含めて人間を捉え、「社会環境」も加えた〝全体的（ホリスティック）〟な視点から健康を考える医療のことです。

両者には共通点が多く、「西洋医学」が病気の「治療」を基本とするのに対して、これらの医療は人間にもともと備わっている「**自然治癒力**」を高めることによって「健康」を目指します。

なお、決して西洋医学を否定するものではなく、西洋医学と補完代替医療（西洋医学を「補完」し「代替」する療法）のそれぞれの利点欠点を理解し、活用することが推奨されています。

具体的な補完代替医療としては、「鍼灸」「漢方」「手技療法」「気功」「ヨーガ」「ホメオパシー」「アロマテラピー」「食事療法」「心理療法」「イメージ療法」「音楽療法」「芸術療法」など、さまざまな種類があります。必要に応じて、これらを組み合わせることもあります。

ホリスティック医療や統合医療の現場においては、検査結果の数値だけではなく、患者のライフスタイル（食習慣、運動習慣、ストレス対処法など）をしっかりと診ることに力点を置きます。また患者の対人関係をはじめ、自然、社会、担当医など、あらゆるものとの「関係性」も重視します。ときには、宇宙や神といった超越的存在との関係性も考慮されます。

また、**病気を治癒するのはあくまでも患者自身**であり、医師は援助者であるという位置づけです。ですから患者自身がライフスタイルなどを見直し、自ら癒す姿勢が基本となります。そして病気を否定的に捉えるのではなく、自身がその病気になった深い意味に気付き、より充足感のある自己実現を目指していきます。

QUESTION

Q 家族は「潜在意識」でつながっているって本当？

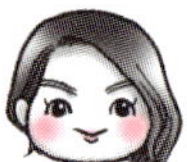

親の意識が子供に伝わることも否定できません。

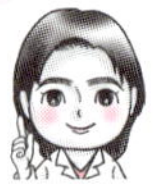

Dr. Harada

A

人間の心は脳が作り出していると考えられていますが、そのうち私たちが自覚している「顕在意識」は、わずか5％ほどに過ぎません。残りの約95％は、私たちが自覚していない「潜在意識」です。

たとえば「今日の夕食はカレーにしよう」といった選択や希望は自覚できますし、自分でコントロールできますね。これは顕在意識です。

一方の潜在意識とは、言い換えれば「無意識」のことで、「心の奥底に隠された心理」を指します。それは自覚がなく、コントロールも難しいものです。

私たちは自分の意思（顕在意識）で物事を考え、決断していると思いがちですが、実際の顕在意識は、潜在意識によって大きく動かされているのです。

さらに、潜在意識には**「個人的無意識」**と**「普遍的無意識」**があります。

個人的無意識とは、その人自身の過去の経験などから構築された、個々人によって異なる潜在意識のことです。

この個人的無意識のさらに奥にあるのが、普遍的無意識です。

普遍的無意識とは、集団や民族、人類の心に普遍的に存在する、他人と共通する意識です。別名「集合意識」とも呼ばれています。

たとえば地球人同士、日本人同士、同世代同士、同じ職場の仲間、そして家族など、同じ集団の人間同士は心の奥底に共通の意識を持っているということです。

それゆえ**普遍的無意識（集合意識）が、個人の無意識にも影響を与えている**と言えます。他人の死を予知する人がいますが、これも普遍的無意識の一例と言えるかもしれません。

特に小さい単位の集団ほど、ほかの人と意識を共有しやすいので、家族同士はお互いに潜在意識下で影響を受けやすいと言えます。親の意識が、子供に伝わることも否定できないのです。

「親の思いは言わなくても子供に伝わる」――そう考えると、普段から子供のことを信じ、前向きな気持ちでいたいものですね。

QUESTION

Q

子供の精神的発達と、親の向き合い方を教えて！

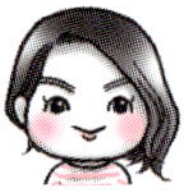

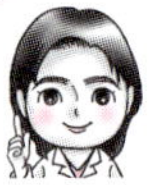

Dr. Harada

A

人間の「潜在意識」は大部分が6歳までに形成されます。また6歳までは、感性・情動・本能を司る「右脳」が優位。欲求に忠実で、感情をダイレクトに表現します。0〜3歳は「自己評価」の土台を築く時期なので、「自分は価値ある人間だ」という**自己肯定感を育むことが大切**です。親の抱っこやスキンシップ、笑いかけや言葉がけを繰り返すことで、子供は「絶対的安心感」を獲得し、自らを肯定できるようになります。なお、「うちは3歳までに安心感を与えてあげられなかった」という場合も、今後の向き合い方で取り返しは付くのでご安心を。

3歳までは「快か不快か」をもとに行動するので、わがままを受け止める必要もあります。自己主張の始まる2歳頃は親もしんどいものですが、母親だけがそれを受け止める必要はありません。他の家族や保育士さんなども含め、愛情を持って接する大人が子供のそばにいれば大丈夫です。

4～6歳は**「しつけ」が加わる**時期。簡単なルールなら守れるようになりますが、まだまだ気分のムラなどによって不可能なことも。善悪がわかってはいても、欲求を抑えられないことも多いです。言葉が達者になると、口ごたえや言い訳も増えます。複雑な感情も芽生え、大人を試すような行動を取ることも。

まずは、頭ごなしに叱らず「なぜ悪いのか？」を一緒に考え、理解させるステップを繰り返すこと。「ありがとう」「うれしい」「助かったよ」といった言葉を使い、ルールを守るとお互いに気持ちがいいことを認識させましょう。できることが増えると、親も子供に〝もっと〟を求めがちですが、他の子と比較せず「できていること」をよく見て評価してあげましょう。

学齢以降は**「勉強」が加わる**時期。6歳までに培った潜在意識がほぼ閉じられ、「顕在意識」が大半になります。また理性・論理・計算・知識などを司る「左脳」が優位になり、理性で感情を統率して社会生活を営むように。個人の興味や教養といった人生を豊かにする価値も築いていく時期です。子供自身の世界や友達との交流など、家庭以外の場所を重視するようにもなり、自立に向かい始めます。

ただし思春期の前までは反抗と甘えを繰り返すので、**甘えやスキンシップも必要。**子供の安全や健康に配慮しつつ、過干渉にならないように見守りましょう。

過度の心配は「不信」と同じ。子供を信じて見守りましょう。

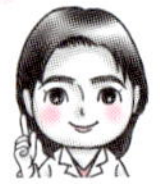

Dr. Harada

QUESTION

Q 「アダルトチルドレン」にしないために、親が注意すべきことは？

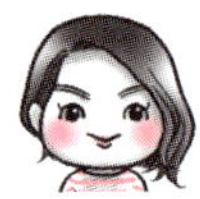

A

「アダルトチルドレン」とは、子供時代に家庭で何らかのトラウマ（心的外傷）を背負い、大人になっても生きづらさを抱えている人のことです。

トラウマの原因は、たとえば、**親からの身体的・心理的虐待、育児放棄、親のアルコール依存症やギャンブル依存症、家族間の不仲**など。親も自覚しにくい過干渉や子供への重圧、傷つける言葉などがトラウマになる場合もあります。

こうした幼少期の体験から「自己評価」が低くなることで、成人後に「自己表現がうまくできない」「不信感を持ちやすい」「過剰反応しやすい」「自分に自信が持てない」「孤立を極端に恐れる」などの生きづらさを抱えるのです。

特に日本人はアダルトチルドレンが多いと言われており、自分自身への満足感が低く、将来に対しても悲観的な若者が多い傾向です。

日本特有の親子問題として、諸外国よりも親子の距離が近く、母親の子供（特に娘）に対する過干渉が指摘されています。子供と親の人生は違うと自覚し、子供を信じましょう。子供が心配なのは当然ですが、過度の心配は「不信」と同じ。先回りして世話を焼きすぎず、子供を信じて見守りましょう。失敗を味わうことも大切なことです。なお、聞き分けの良すぎる〝いい子〟は、自己が育たないことが多く、思春期以降にアダルトチルドレンになることが少なくありません。ですから「反抗期」はプラスに受け止めて、存分に経験させましょう。

親が自立し、仕事や趣味、地域活動など「自分の人生」を生きることも必要です。いわゆる「3歳児神話」――子供が3歳になるまでは母親が育児に専念しないと成長に悪影響を及ぼす、という説は立証されていません。アメリカでは、母親が働いているかどうかと、子供の心身発達・社会性・学業などに有意差は見られなかったという調査結果もあります。また、育児中の母親の「ストレス度」は専業主婦がもっとも高く、次いでフルタイム勤務、短時間勤務の順と言われています。

専業主婦が希望なら良いのですが、働きたいのに子供のために我慢する必要はありません。一緒にいる時間より愛と信頼を伝える会話の方が重要です。

母親の心の安定が、子供の心の安定につながります。お母さんも自分自身を大切にして、なるべく穏やかな気持ちで過ごしましょう。

QUESTION

Q 自己肯定感を育むためにはどんなことをすればいいの？

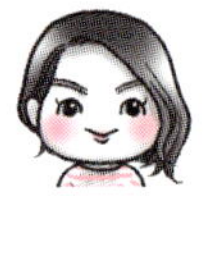

「自分は親に愛されている」という意識を持てるようにしましょう。

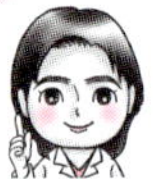

Dr. Harada

A

これまでお伝えしてきたように、子供の健やかな心を育てるには「自己肯定感」が重要です。たとえば「背が高いね」と言われたとき、自己肯定感の高い人は「うれしい、ありがとう」といった反応なのに対し、自己肯定感の低い人は「バカにされた」と感じたりします。このような「思考癖」の差は、幼少期に自己肯定感を育めたかどうかに大きく影響されるのです。

まずは子供が、自分の「存在」自体を無条件に肯定できることが大切。子供の年齢に即した**スキンシップも交え、日頃から温かい言葉や態度**で子供に接して「自分は親に愛されている」という意識を持てるようにしましょう。

子供の長所やできることを褒め、「自分はできる」という自己肯定感を育むことも大切です。このような自己肯定感は、子供が自分で考えて、ものごとを解決したり達成したりすることでも養われます。「忘れ物ない？」「宿題やった？」などと親が先回りしすぎると、子供の問題解決力を奪うことに。「早くしなさい」なども言いがちですが、なるべく子供自身に考えさせて行動させましょう。

「子供扱い」も自尊心を傷つける一因です。子供は大人をよく見ており、子供扱いされていると思うと反抗したり、わざと子供っぽく振る舞ったりします。子供の意思を尊重し「小さな大人」として接したいものです。

運動や創作活動など、多くの**「フロー体験」**をさせることも効果的。フロー体験とは、「今取り組んでいること」に100％の心理的エネルギーを注ぎ、**「高揚感」**を得ることです。多くのフロー体験で達成感を重ねることでも自己肯定感が育まれます。フロー体験の条件は、**①自分がコントロールできるものごとでありながら、②適度に難しさもあって、③邪魔が入らず対象にのみ集中できる環境で、④やったことの結果が目に見えて返ってくること**、です。

「子は親の鏡」と言いますが、子供が自己肯定感を持つには、親も自分自身やその人生に満足していることが必要。時折、自分の心の奥に意識を傾けて本当の望みを探り、それをなるべく叶えましょう。この作業は鬱病の予防にも効果的です。

そして自分の長所やできていることを評価し、自分自身に感謝を。なにごとも「適当さ」も必要と考え、失敗しても自分を許し、その経験を次に活かしましょう。

Column

わが家のナチュラルケア

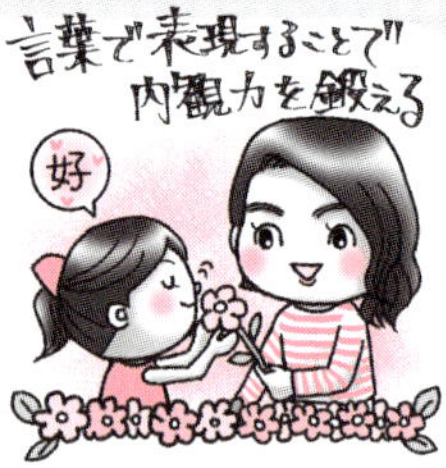

フラワーエッセンスで心のケアを

「フラワーエッセンス」とは、花のエネルギー（波動）を水に転写したものです。アロマオイルと違って、植物の抽出成分は含まず、香りもありません。花の持つエネルギーで「心」や「潜在意識」のバランスを整えるものです。イギリスの「バッチフラワーレメディ」などが有名で、バッチでは38の花の種類ごとに、それぞれ違った心の症状に対応しています。たとえば、怒りや嫉妬を鎮めたいときは「ホリー（西洋ひいらぎ）」を使うなど。また、数種類をブレンドしたエッセンスも市販されています。そのまま舌下にたらすほか、飲み物に入れたり、赤ちゃんのお風呂にいれたりしてもＯＫ。わが家では「これを飲んだから今夜はぐっすり眠れるよ」など、子供の不安を拭う言葉と一緒に与えています。

香りを言葉で表現して「内観力」を伸ばす

私がときどき行なうのが、娘に精油や植物の「香り」をかがせて、その感想や印象を聞くこと。すると「この香りは好きだけどこれは嫌い」「この香りは青いお花のイメージね」「優しい香り」などの答えが。料理についても、香りから「何が入っていると思う？」などと聞きます。香りという目には見えないものをフックに感覚を表現することは、想像力や感性を磨くと同時に、自分の心の奥にある好き・嫌いに目を向けることにも通じると思います。「自分は何が好きで、何が嫌いか」を知っていれば、自分らしくイキイキと生きやすくなるはず。ですから自らの心の中に目を向け、それを言葉で表現することで「内観力」を鍛えてほしいと考えています。

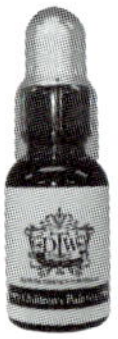

おすすめGoods

フラワーエッセンス
DTW
（トリニティフォース）

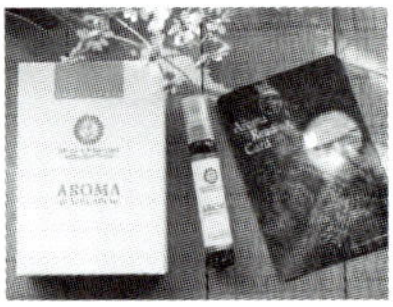

おすすめGoods

アロマリーディング®ボトル
（アロマリーディング協会）

この本でお世話になった ホリスティックドクター紹介

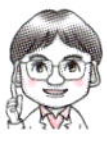

Dr. Kawashima

川嶋朗先生

東京有明医療大学　保健医療学部鍼灸学科教授

1983年 北海道大学　医学部　医学科　卒業
1983年 東京女子医科大学　第4内科
1986年～1990年東京女子医科大学　大学院　医学研究科
1993年～1995年　Harvard Medical School & Massachusetts General Hospital　留学
東京女子医科大学　腎臓病総合医療センター　内科＆血液浄化部門　講師
東京女子医科大学附属成人医学センター講師（兼任）
東京女子医科大学附属青山女性・自然医療研究所　副所長・講師
東京女子医科大学附属青山女性・自然医療研究所 自然医療部門助教授（准教授）
東京女子医科大学附属東洋医学研究所　助教授（准教授）（兼任）
東京女子医科大学附属青山病院　助教授（准教授）（兼任）
2014年～東京有明医療大学 保健医療学部　鍼灸学科　教授、一般財団法人　東洋医学研究所附属クリニックにて自然医療部門を担当

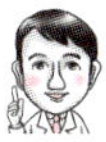

Dr. Inoue

井上宏一先生

医療法人順齢會南砂町おだやかクリニック院長

2000年3月　順天堂大学卒業
2000年12月～江東病院小児科出向
2001年10月～国際親善総合病院小児科出向
2004年6月～社会保険蒲田総合病院（現東京蒲田医療センター）内科入職
2008年7月　同病院内科医長
2010年 12月　医療法人順齢會理事就任
2011年2月　医療法人順齢會南砂町おだやかクリニック院長
2016年4月　ホリスティッククリニック横浜院長
2017年9月　医療法人順齢會南砂町おだやかクリニック院長

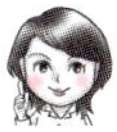

Dr. Mayama

間山真美子先生

和（なごむ）皮ふ科クリニック院長

1993年弘前大学医学部卒業
1999年同大学院修了
岩手県立中央病院研修医、厚生連平鹿総合病院 非常勤、
弘前大学医学部皮膚科教室 助手、三沢市立三沢病院 皮膚科医長、
東京女子医科大学付属青山自然医療研究所クリニック 非常勤講師、
2008年より昭和大学藤が丘病院 漢方・代替補完医療外来 非常勤講師（現職）
2010年より東京都武蔵野市吉祥寺に、漢方皮膚科、一般皮膚科、美容皮膚科を標榜する和（なごむ）皮ふ科クリニック開業（現職）。
皮膚疾患への、漢方を中心に、栄養療法、キレーション、美容皮膚科、アロマテラピーなどを行っている。
日本皮膚科学会皮膚科専門医、日本東洋医学会専門医、
IFPA認定アロマテラピスト（英国、ロンドン）ほか

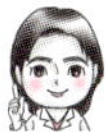

Dr. Harada

原田美佳子先生

帯津三敬病院所属（総合診療）

熊本大学医学部卒業。

一般外科、小児外科、移植外科を経て2006年アリゾナ大学統合医療アソシエートフェロー終了。

2007年メディポリス医学研究財団附属医院院長。

2014年の1年間、家族で世界一周を行い、世界の統合医療を用いた癌治療施設を見学。2015年メディポリス聖路加クリニック、2017年4月より帯津三敬病院総合診療部で勤務。

エピローグ

ホリスティックな価値観は困難を力に変えるヒントをくれた

「わが子にアレルギーやアトピーがなかったら、もっとラクで楽しい子育てだったんだろうなぁ」

――なんて思うこともありました。

娘本人も、お友達がクッキーを食べていたら「いいな」と思うでしょうし、「あげる」と言われても「アレルギーだから」と断らざるをえないことが多々あります。おそらく今でも、1日1回はこうした葛藤があるはず。

ですが、**その煩わしさや苦しみを共に乗り越えることによって、私たち家族は絆を深めることができましたし、たくさんの恩恵も与えてもらったのです。**

20代までの私は、どちらかというと「自分の人生は自分だけのもの」「自分で人生を切り拓く」という考えで、自由奔放にわが道を生きるタイプでした。

日々の喜びといえば「こんなすごい仕事ができた」「あの雑誌に載れた」「憧れのバッグを買えた」といったわかりやすい成果ばかり。

しかし、重度のアレルギーを持った娘が産まれたことで「自分の力ではどうにもならない」という現実に直面し、それを引き受けることで私の人生観は大きく変化していきました。

アレルギーの娘と毎日向き合うことで、**「健康って当たりまえじゃないんだ」**と身に染みてわかりました。そして、娘がただ生きてくれているだけでも奇跡であり、それがどんなにありがたいことかと感じるようになったのです。

そんなふうに心が研ぎ澄まされていくと、些細なことでも喜びを感じられるようになります。花がきれいだと「ありがとう」という気持ちになったり、雲ひとつない青空を見て「わぁ〜気持ちいい」と感激したり。**小さな喜びが、涙が溢れるほどうれしいのです。世間からの評価などではなく「しなやかに生きる強さと喜び」を、娘は私に教えてくれました。**

その結果、昔のように自分の欲ばかりを追求するのではなく、周囲の人に対する愛情や心の許容範囲も増したように思います。誰かに喜んでもらうことに喜びを感じたり、人からの親切や思いやりに心が震えるほどの感謝を感じたり……。辛抱強くもなりました。自分でも驚いてしまいます（笑）。

さらに、私の喘息が完治したのも、頭痛、生理痛、鼻炎といった日々の体調がすっかり良くなったのも、娘のアレルギーから**生活習慣を見直し、体質が改善**したからに違いありません。娘は私たち家族に、健康というプレセントまでくれたのです。体が元気になったことも、私の心が穏やかになった大きな要因でしょう。

現在娘は、思慮深く優しい性格に育ちました。

アレルギーっ子ゆえの不自由さはあるのですが、だからこそ「これはいったい、何が入っているの？」といった観察力や注意深さが磨かれていったのだと思います。

そして自分が特異体質であるがゆえに、人それぞれの「違い」に寛容であり、ハンディキャップのある方など、違いを持った人の思いにも敏感です。

アレルギーやハンディキャップ、性的マイノリティーなど、人と違いがあることは、手放しに歓迎できることではないかもしれません。でも、さまざまな人間がいて当然だし、それによって多様性に満ちた社会が生まれます。ありのままの自分や相手を認められる社会こそ、柔軟で強い「和」の社会だと思います。

アレルギーがあっても、娘は自分の価値を肯定できています。自分がありのままで愛され、価値のある人間だと知っています。


人間の心理として、自分を認められない人は他人のことも認められません。「I am OK」になって初めて、「You are OK」になるのです。

自分ひとりでできることは限られます。自分の個性を活かして運命を切り開いていくには、まわりの人の協力や支えといった愛情も絶対に必要です。

己を知り、自分のことも相手のことも尊重できる。それができる子は、たとえ何があろうとも、真の自分らしさと豊かな人間関係を築いて、きっと幸せな人生を歩めるのではないかと思います。それこそが、全ての親の望みですよね。


ホリスティックな価値観に基づく育児は、困難を乗り越え、それを力に変えるヒントを私たち親子にたくさんくれました。皆さんにとってもそれがエンパワメントになりますよう、心から願って筆を置きます。

特定非営利活動法人
日本ホリスティックビューティ協会

NPO法人日本ホリスティックビューティ協会(HBA)は、日本で初めて女性のセルフケアに的を絞った啓発団体です。

人の美しさは「高いレベルの健康」であり、「ココロ×カラダ×スガタ」の相乗。医療費大国日本において「健康は社会貢献」です。また、それらは自らのライフスタイルや生き方でクリエイトできるとHBAは考えています。

医療者、自然療法家、美容家、科学者、醸造家ら多数の専門家の協力のもと、人と自然の健康を守り育てるための知恵をつむぎ、日常に活かせるよう啓発につとめています。

スガタ × カラダ × ココロ ＝ キレイ

「ホリスティックビューティ検定」2級アドバイザー資格について

自分らしい美しさは、自分を知ることから。肌・心・体の働きを知ることで、情報に流されずに自分に合ったセルフケアを選べる女性を目指します。公式テキスト(本書)で自己学習し内容を理解したうえで、筆記試験(マークシート方式50問)を受験し、7割以上正解を合格と判定します。

【検定試験範囲】

■ホリスティックビューティ概論　■体の仕組み・女性の体　■食事・サプリメント■睡眠・入浴　■ストレスケア　■運動・ダイエット　■スキンケア・ヘアケア・ネイルケア　■漢方　■植物療法(ハーブ・アロマ)　■セルフトリートメント

ホリスティックDr.に聞く家庭の予防医学
「ホリスティック育児マスター養成講座」について

次世代を担う日本の子供たちをなるべく自然に、丈夫に、将来にわたってしっかりと活躍できるよう育みたいとお考えの保育者のための全6回プログラム。目の前にいる子の命を輝かせることにフォーカスし、ホリスティックな視点と対処の選択肢をアドバイスできるようになることを目的としています。

カリキュラム

■ホリスティック育児概論　■免疫とアレルギー　■予防接種　■子供の病気と食事　■子供のスキンケア　■育児と育自など

検定・講座の詳細、お申し込みは協会公式ホームページをご確認ください。
NPO法人日本ホリスティックビューティ協会　公式ホームページ
https://h-beauty.info/

アレルギーっ子《こ》ママが気《き》づいた
親子《おやこ》のハッピーチョイス！

著者　岸紅子《きしべにこ》

2018年10月17日　初版発行

発行者　磐崎文彰
発行所　株式会社かざひの文庫
〒110-0002
東京都台東区上野桜木2-16-21
電話／FAX 03(6322)3231
e-mail:company@kazahinobunko.com
http://www.kazahinobunko.com

発売元　太陽出版
〒113-0033　東京都文京区本郷4-1-14
電話03(3814)0471　FAX 03(3814)2366
e-mail:info@taiyoshuppan.net
http://www.taiyoshuppan.net

印刷・製本　シナノパブリッシングプレス

監修　川嶋朗、井上宏一、間山真美子、原田美佳子
編集協力　おのころ心平、粕谷久美子、大岩暁子、竹中美由紀
NPO法人日本ホリスティックビューティ協会
イラスト　松田絵里香

装丁　BLUE DESIGN CONPANY

ISBN978-4-88469-945-1

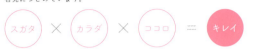